SINA OBERLE

Der Zyklus-Code

Klimaneutral
Druckprodukt
ClimatePartner.com/13336-1905-1001

FSC
www.fsc.org
MIX
Aus verantwortungsvollen Quellen
FSC® C106954

Originalausgabe
2. Auflage 2021
Verlag Komplett-Media GmbH
2021, München
www.komplett-media.de
ISBN: 978-3-8312-0556-1

Lektorat: Redaktionsbüro Diana Napolitano, Augsburg
Korrektorat: Redaktionsbüro Julia Feldbaum, Augsburg
Layout und Illustrationen: Heike Kmiotek, www.heike-kmiotek.de
Umschlaggestaltung: FAVORITBUERO GbR, München
Satz: Buch-Werkstatt GmbH, Bad Aibling
Druck & Bindung: COULEURS Print & More, Köln

Printed in the EU

Bildnachweis:

Alle Illustrationen: Heike Kmiotek, www.heike-kmiotek.de
Istock: gradyreese: S. 13/15; miljko: S. 26; stockfour: S. 39; pixdeluxe: S. 43; Nattakorn Maneerat: S. 60/61; yulkapopkova: S. 74/75; bymuratdeniz: S. 88; Prostock-Studio: S. 112; PeopleImages: S. 135; CarlosDavid.org: S. 138; KarpenkovDenis: S. 140/141; OksanaKiian: S .149; sveta_zarzamora: S. 150/151; Foxys_forest_manufacture: S. 153; Foxys_forest_manufacture: S. 155; etorres69: S. 157; RistoArnaudov: S. 165; haoliang: S. 169; tenkende: S. 171; udra: S. 173; solidcolours: S. 174; Youngoldman: S. 176/177
Adobe Stock: DragonFly: S. 37; Asta: S. 54; Christoph Walter: S. 106; beats_: S. 143; nito: S. 115; Sunny Forest: S. 146; photosimysia: S. 148; juefraphoto: S. 159; gitusik: S. 161; Ildi: S. 163; Sea Wave: S. 167
Sonstige Bilder: Björn Jansen: S. 10/11, S. 188; Ovy GmbH: S. 181

SINA OBERLE

Der Zyklus-Code

Dein Ratgeber bei Stimmungsschwankungen vor der Periode

KOMPLETTMEDIA

INHALT

VORWORT **13**

Weinen, Lachen, Verzweifeln, Ausrasten … 13

VERSTEHEN **14**

Was erwartet dich? 16

Was genau sind Stimmungsschwankungen? 17

PMS oder PMDS? *18*

Die emotionale Frau 21

Haben wir ein Problem? 24

Frauenpower 25

Noch ein paar Worte zur Selbstverantwortung *27*

Hormone: Echte Stimmungsmacher? 28

Mögliche Ursachen für Stimmungsschwankungen 33

1. Zu viel Östrogen im Vergleich zu Progesteron *33*

2. Zu wenig Östrogen *34*

3. Zu wenig oder zu viel Serotonin . . . 34
4. Zu viel Adrenalin und Cortisol . . . 35
5. Schilddrüsenunterfunktion . . . 35
6. Zu viele männliche Hormone . . . 35
7. Ein Vitamin-B_6-Mangel . . . 36
8. Ein Magnesium-Mangel . . . 36

EXKURS
Warum die Pille eine so große Rolle spielt . . . 38

Warum psychische Veränderungen vor der Periode immer noch ungeklärt sind . . . 40

EXKURS
Was sagt die Neurowissenschaft? . . . 42

Der Zyklus und unsere Emotionen . . . 44
Menstruation (Tag 1 bis 6) . . . 44
Erste Zyklusphase (Tag 7 bis 12) . . . 45
Eisprung (Tag 13 bis 16) . . . 45
Zweite Zyklusphase (Tag 17 bis 34) . . . 46

Noch ein paar Worte zu Antidepressiva und Co . . . 48

Reale Geschichten – Du bist damit nicht allein . . . 50

ANALYSIEREN . . . **61**

Love your Cycle . . . 62
Was ist »normal«? . . . 62
Was bedeutet das jetzt? . . . 63

Das MoodBook . . . 66
Wie das MoodBook funktioniert . . . 66
Deine täglichen Fragen . . . 66
Deine Stimmungsskala . . . 67

Das MoodBoard . . . 70
Wie du das MoodBoard nutzt . . . 70

UMSETZEN **75**

Die Zyklusphasen und wie wir sie besser nutzen können 76
Menstruation (Tag 1 bis 6) – Phase der Ruhe 76
Erste Zyklusphase (Tag 7 bis 12) – Phase der Kreativität 81
Eisprung (Tag 13 bis 16) – Phase der Aktivität 84
Zweite Zyklusphase (Tag 17 bis 34) – Phase der inneren Kraft 86

Der ganzheitliche Körper: drei Stressfaktoren 92
Chemischer Stress 93
Körperlicher Stress 105
Emotionaler Stress 120

Notfalltipps 135
Ätherische Öle 135
Wenn du denkst, es hilft gar nichts mehr 137

ERNÄHRUNGSTIPPS **141**

Gute-Laune-Nahrung 142

Schlechte-Laune-Nahrung 144

Gesunde Kräuter 146

Vitalstoffe 147

REZEPTE **151**

FRÜHSTÜCK 152
Fruchtiges Haferporridge 152
Homemade-Knuspermüsli 154
Life-Changing-Bread mit Lachs und Avocado 156

MITTAGESSEN 158
Karotten-Pastinaken-Suppe 158
Frischer Salat mit Brokkoli und Blumenkohl 160
Grünkohlauflauf mit Nusskruste 162

ABENDESSEN 164
Chinakohlsalat mit Pilzen 164
Wildlachs mit Wirsing und grünen Bohnen 166
Heilbutt mit Süßkartoffeln und Fenchel 168

DRINKS 170
Kurkuma-Latte 170
Stimmungsmacher 172
Bitter-Elixier 174

ANHANG **176**

Die häufigsten Fragen 178

Sieben Tipps für den Mann 180
1. Die Ovy Partner App 180
2. Es ist nicht nur Drama 181
3. Den weiblichen Zyklus verstehen 182
4. Etwas Gutes tun 182
5. Massage mit ätherischen Ölen 183
6. MoodBoard 183
7. Der Joker: Time-out wie im Football 183

Starke Worte 185

Danksagung 187

Über die Autorin 188

Buchempfehlungen 189

ANMERKUNGEN **190**

Dieses Buch widme ich

... JEDER *einzelnen* Frau

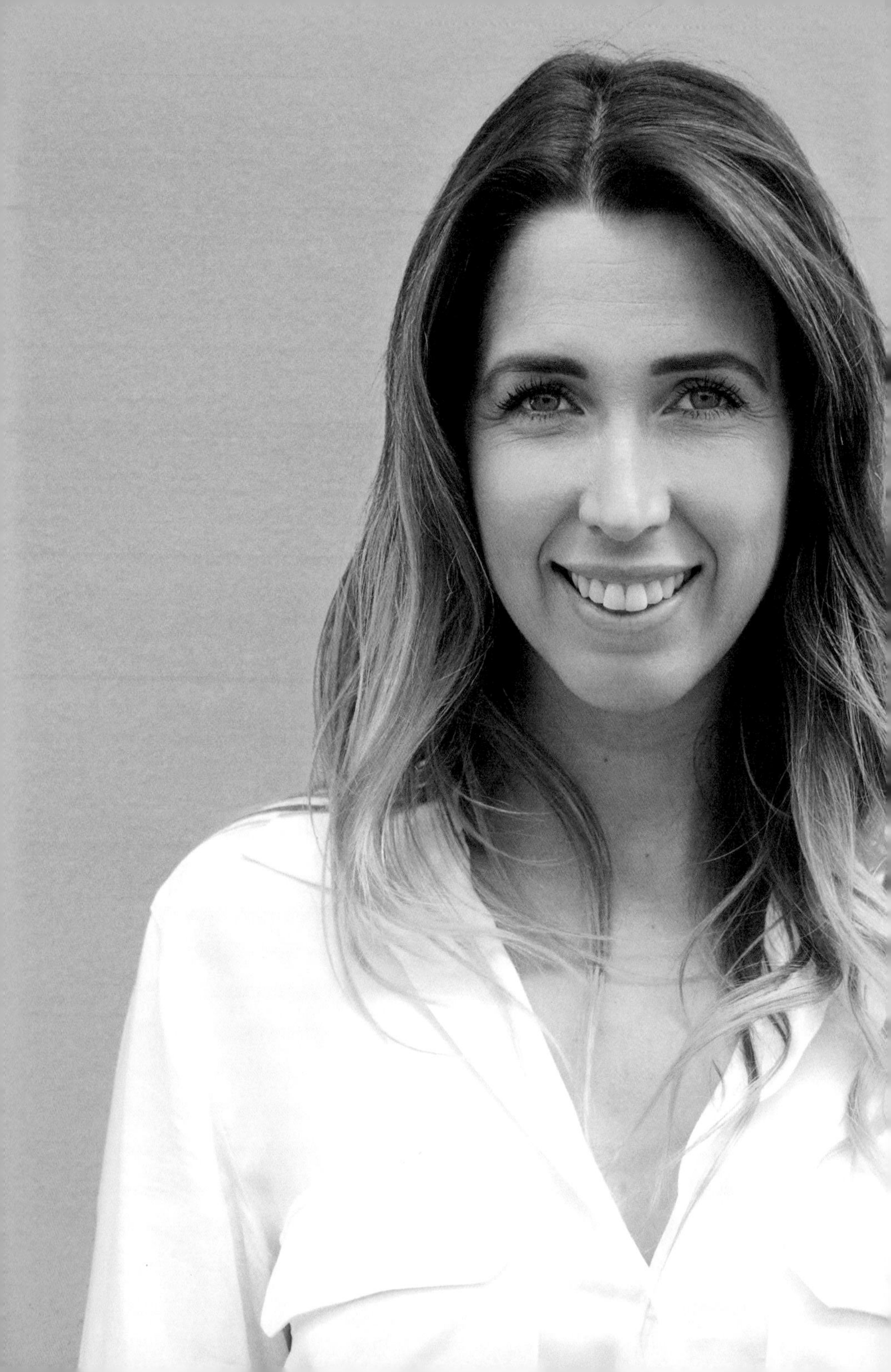

»Ich traue mir weniger zu, kann mich nicht mehr freuen und fühle mich oft traurig. Ich bin schneller gereizt und streite deshalb mehr mit meinem Freund. Ich weiß nicht, was ich will, es ändert sich von Stunde zu Stunde.«

NINA, 34 JAHRE

»Bevor ich meine Tage bekomme, zweifle ich an allem, zum Beispiel an meiner Beziehung, an meinem Job, an meinem Äußeren und meinen Handlungen. Am liebsten würde ich mich einfach nur im Bett verkriechen und im Selbstmitleid ertrinken.«

LEIJLA, 29 JAHRE

»Kurz vor meiner Periode fangen meine Gefühle an, Karussell zu fahren, ich steigere mich zum Beispiel in alles Mögliche rein, egal ob positiv oder negativ, und weine oder lache definitiv mehr als sonst! Und das macht mich einfach kaputt, weil es auch sehr anstrengend ist, da es manchmal sogar im Minutentakt wechselt!«

VIVIANA, 24 JAHRE

»Vor der Periode glaube ich an nichts mehr, bei dem ich ein paar Tage zuvor noch motiviert war, es anzupacken, weil ich blind für meine Stärken, meine Gefühle, meinen Antrieb und die Zuneigung meiner Mitmenschen werde.«

NADINE, 31 JAHRE

VORWORT

Weinen, Lachen, Verzweifeln, Ausrasten …

Emotionen, die wir sicher alle schon mal erlebt haben. Doch was ist, wenn sie hintereinander in kürzester Zeit auftreten? Wenn man das Gefühl hat, dass die Emotionen völlig aus dem Ruder geraten und man sich vor lauter Selbstzweifel gar nicht mehr wiedererkennt?

Wir sind voller Emotionen, welche in verschiedenen Lebensmomenten getriggert werden. Wir können enttäuscht sein, glücklich, neugierig, traurig, ängstlich – und in den meisten Fällen verstehen wir die Emotion und können uns erklären, warum sie zum Vorschein kommt. Aber was ist, wenn in uns plötzlich Gefühle ausgelöst werden, ohne dass wir sie erklären können?

Genauso ging es mir auch. Nach dem Absetzen der Pille habe ich so viel Positives für meinen Körper erfahren dürfen. Ich habe mich das erste Mal wieder selbst gespürt. Körper und Geist waren plötzlich nicht mehr getrennt voneinander, sondern eins miteinander. Doch mit der Hormonumstellung kamen auch die ersten Beschwerden. Neben unreiner Haut und Haarausfall habe ich besonders stark unter den enormen Stimmungsschwankungen vor der Periode gelitten. Das ständige Auf und Ab und das zermürbende Zweifeln an meinem Leben, an meinem Partner und besonders an mir selbst, hat mich so sehr aus der Bahn geworfen. Alles war schwer in dieser Zeit. Nichts konnte mich mehr motivieren. Doch mit Eintreten der Periode war plötzlich alles wie weggeblasen. Alles, was mir ein paar Tage zuvor noch so dramatisch erschienen war, war auf einmal nur noch halb so schlimm. Wie konnte das sein? Es lagen teilweise nicht einmal 24 Stunden zwischen diesen verschiedenen Emotionslagen.

> **Wir Frauen durchleben in unserer zyklischen Zeit verschiedene Phasen. Diese Phasen können unterschiedliche Emotionen mit sich bringen, und das wiederum gibt uns den Anschein von Stimmungsschwankungen.**
>
> **Das Wichtigste daran ist, dass wir diese Phasen erkennen und positiv für uns nutzen.**

VERSTEHEN

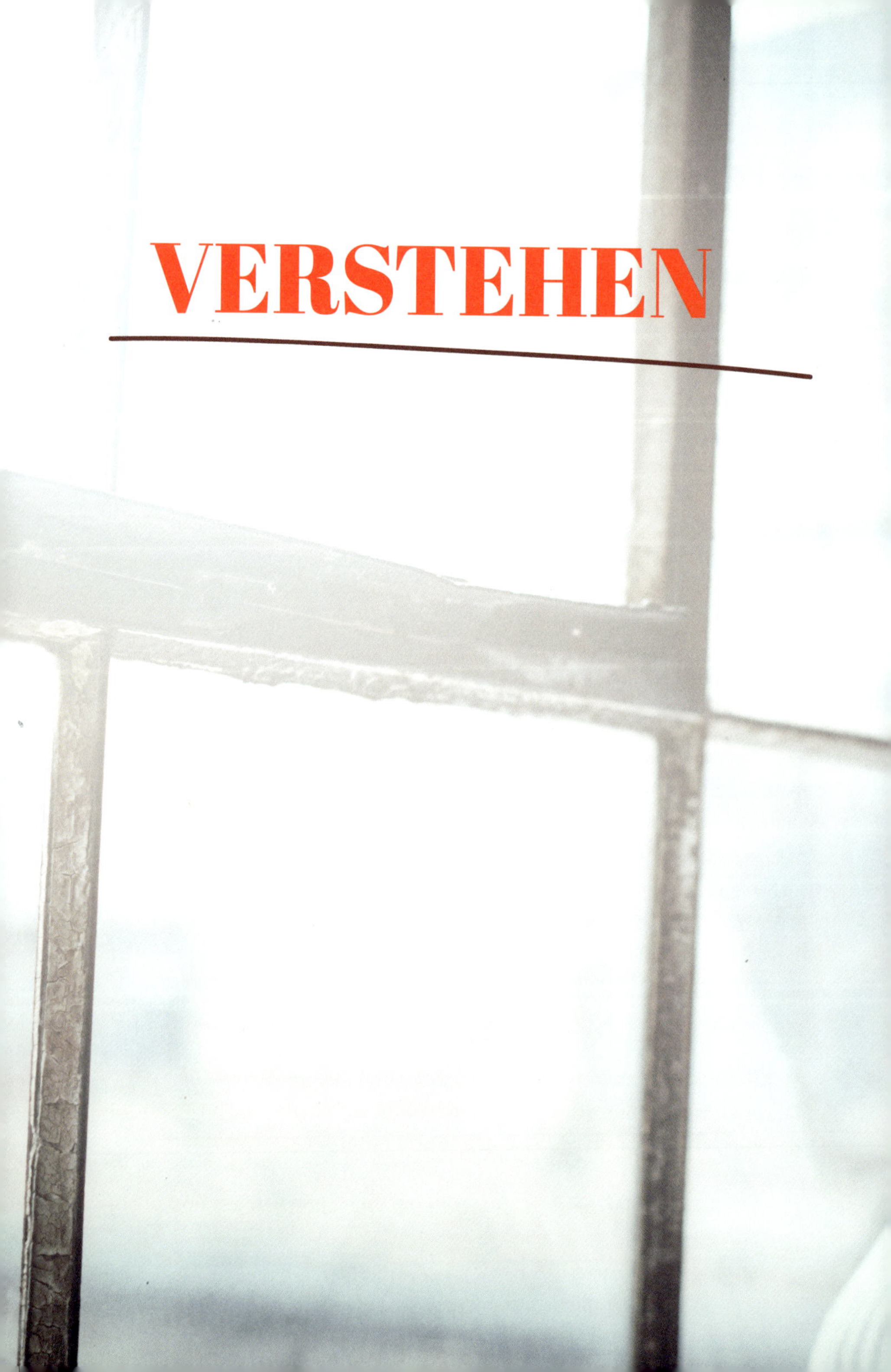

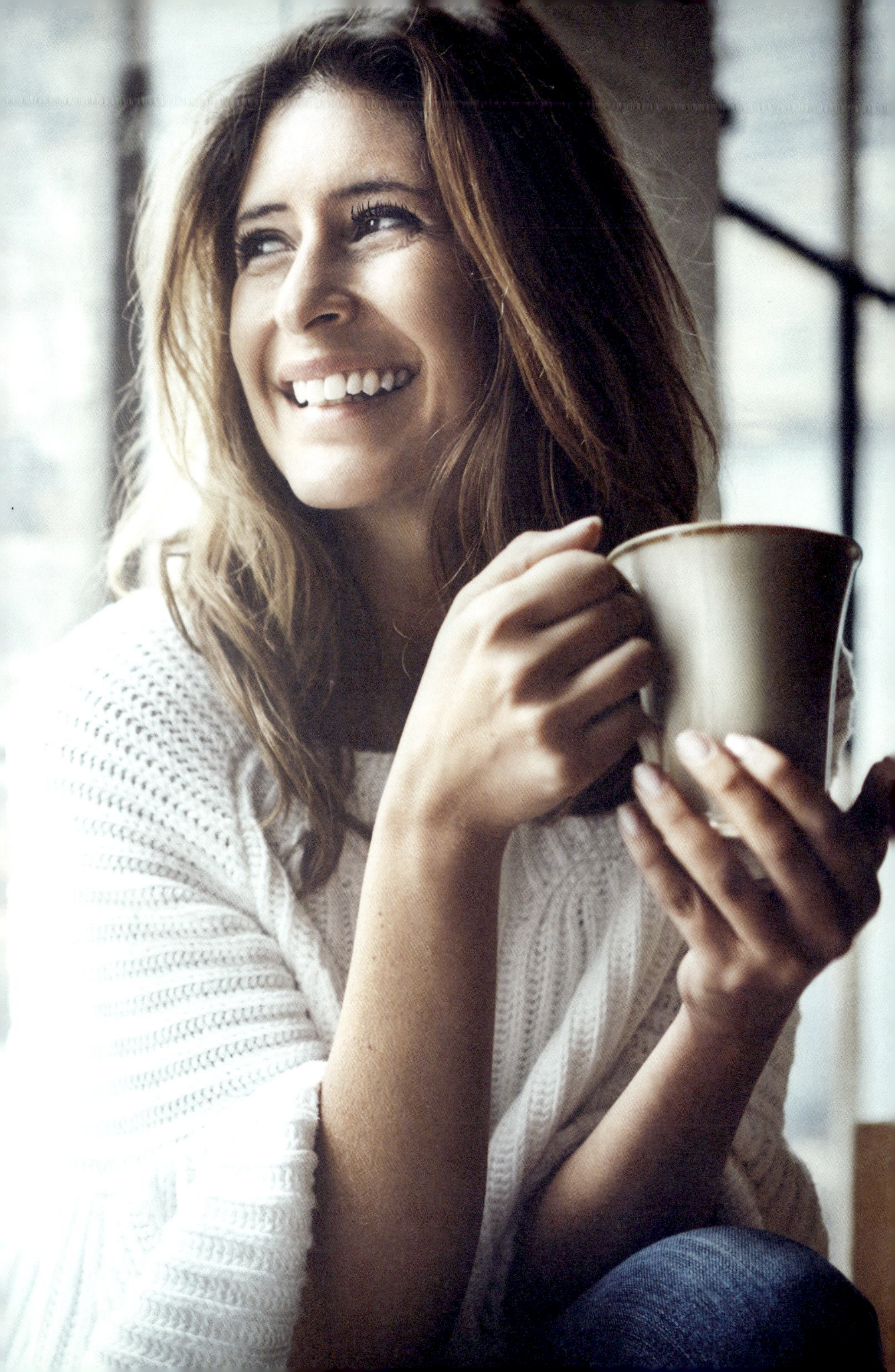

Was erwartet dich?

Wir Frauen sollten den weiblichen Zyklus in erster Linie als wundervolles Geschenk betrachten. In meinem Buch möchte ich dir aber auch aufzeigen, wie du lernst, mit den verschiedenen Phasen umzugehen, und vor allen Dingen, wie du die Ursache für die Stimmungsschwankungen herausfinden und auflösen kannst.

Mein Buch »Der Zyklus-Code« soll dich auf deiner Achterbahnfahrt der Emotionen begleiten und dir ein besseres Verständnis von deinem weiblichen Zyklus bieten. Leider haben wir irgendwann verlernt, mit unserem Zyklus richtig umzugehen. Es gibt kaum mehr Frauen, die wissen, was ihr Körper ihnen mit den unterschiedlichen Beschwerden sagen möchte. Der Weg zum Arzt – und damit zum passenden Medikament – ist heute schneller als manchmal vielleicht notwendig. Wir haben kein Vertrauen mehr in unseren Urinstinkt und bräuchten wieder eine genaue Anleitung, wie wir mit unserem Körper umgehen sollen.

Mir sind in den letzten Jahren so viele Frauen begegnet, die unter ihren starken Stimmungsschwankungen oder anderen hormonellen Beschwerden leiden. Diese Frauen haben in den meisten Fällen die Verbindung zu ihrem eigenen Körper verloren und sich gegen ihren weiblichen Zyklus gestellt. Dazu kommen noch all diejenigen (wie auch ich), die mit hormoneller Verhütung ihren Zyklus unterdrückt haben. Nicht selten ist das Resultat nach dem Absetzen hormoneller Verhütung ein völliges emotionales und körperliches Chaos.

! Im ersten Teil »Verstehen« lernst du den Zyklus, die verschiedenen Hormone und Helferchen kennen. Anschließend geht es ans »Analysieren«, das heißt, du wirst anhand eines MoodBooks und eines MoodBoards genau herausfinden, wie sich deine Stimmung innerhalb des Zyklus verändert. Das MoodBoard hilft dir dabei, all das gelernte Wissen anzuwenden und dir dein Ziel für einen ausgeglichenen Zyklus ohne Stimmungsschwankungen visuell vor Augen zu halten. Im Kapitel »Umsetzen« geht es um die einzelnen Ursachen von Stimmungsschwankungen und was du dagegen unternehmen kannst. Am Schluss findest du einzelne Rezepte und Ernährungstipps.

Was genau sind Stimmungsschwankungen?

Heute weinen und morgen lachen – ja, so was gibt es tatsächlich. Eine Stimmung kann sich innerhalb von Minuten drastisch verändern und uns so stark beeinflussen, dass sich ganz plötzlich unsere Welt auf den Kopf stellt. Da kommt es auch vor, dass wir uns in einem Moment schön und sexy fühlen und uns im nächsten Moment, wenn wir uns im Spiegel anschauen, überhaupt nicht mehr gefallen und die Selbstzweifel auf uns einprasseln.

Stimmungsschwankungen müssen sich nicht zwingend nur auf die eigene Person auswirken. Ganz im Gegenteil, es kommt durchaus häufig vor, dass wir uns heute ein gemeinsames Kind mit dem Partner vorstellen können, ihn heiraten möchten und total anhänglich sind. Und schon am nächsten Tag stellen wir die komplette Beziehung infrage. Eine starke Stimmungsschwankung ist ein Zeichen unseres Körpers, dass etwas aus dem Ruder gelaufen ist.

Werfen wir mal einen Blick auf die medizinische Definition von Stimmungsschwankungen:

> »Als Stimmung bezeichnet man in der Psychologie eine Form des angenehmen oder unangenehmen Fühlens, die den Hintergrund menschlichen Erlebens bildet. Die Stimmung hängt neben anderem von der (biologischen) Gesamtverfassung des Individuums und seiner Befindlichkeit ab. Wie der Name schon verrät, zeichnen sich Stimmungsschwankungen dadurch aus, dass die Stimmung wechselt. Dies geschieht meist plötzlich und oft auch ohne sofort erkennbaren Grund. Der Wechsel kann je nach Person und Ursache mehr oder weniger stark ausfallen. Manche bemerken eine Stimmungsschwankung an einer leichten Stimmungsveränderung, andere wiederum erleben Stimmungsschwankungen als einen Unterschied wie Tag und Nacht. So kann ausgesprochen gute Laune plötzlich nahezu in eine depressive Verstimmung umschlagen.«[1]

Oder auch:

> »Im Wesentlichen sind sie Emotionen, die wir nicht mehr unter Kontrolle haben. Hierbei mangelt es den Betroffenen an der Fähigkeit zur Regulierung ihrer Gefühle und am Ausdruck fundamentaler Empfindungen. Menschen,

die diese Episoden der Traurigkeit und des Glücks erfahren, erleben daher sowohl Momente des unkontrollierbaren Schluchzens als auch des unangemessenen Lachens.«[2]

Unterm Strich ist eine Stimmung also eine Emotion, die der Körper in bestimmten Momenten hervorruft. Zu einer Schwankung wird es dann, wenn sich diese Emotionen stark verändern, manchmal sogar so stark, dass eine gegenteilige Emotion erreicht wird.

PMS oder PMDS?

PMS ist die Abkürzung für prämenstruelles Syndrom. Mediziner nennen Symptome immer Syndrom, wenn sie sich nicht erklären können, was genau die Ursache ist, und wenn verschiedene Ursachen aufeinandertreffen. Von PMS spricht man nur, wenn in der zweiten Zyklushälfte (also *nach* dem Eisprung und *vor* der Periode) bestimmte Symptome auftreten und diese mit der Menstruation wieder verschwinden.

Zu PMS zählen mittlerweile mehr als 150 verschiedene Beschwerden, sowohl körperliche als auch psychische. Hier ein Teil davon …

- Abgeschlagenheit
- Aggression
- Ängstlichkeit
- Antriebslosigkeit
- Bauchschmerzen
- Benommenheit
- Brustspannen
- Depressionen
- Hautprobleme
- Heißhunger
- Konzentrationsprobleme
- Kopfschmerzen
- Müdigkeit
- Reizbarkeit
- Rückenschmerzen
- Schlafstörungen
- Stimmungsschwankungen
- Wasseransammlungen
- Weinerlichkeit

Im Rahmen meiner Recherche zu diesem Buch wollte ich herausfinden, wie viele Frauen denn nun tatsächlich an Stimmungsschwankungen vor der Periode leiden. Bis jetzt habe ich darauf immer noch keine wirklich zufriedenstellende Antwort. In unterschiedlichen Magazinen, Büchern oder Studien konnte ich bisher immer nur die vagen Aussage von »viele Frauen im gebärfähigen Alter leiden an …« bis zu »fast alle menstruierenden Frauen …« entnehmen. Wir befinden uns also zwischen *einer* betroffenen Frau und *nahezu allen* Frauen, die an den Beschwerden von Stimmungsschwankungen vor der Periode leiden.

Alles, was ich weiß, ist, dass ich *täglich* unheimlich viele Nachrichten von Frauen bekomme, die mir schreiben, dass sie sich innerhalb der zweiten Zyklushälfte mental total verlieren. Die Betroffenen klagen in den Tagen vor der Regelblutung sowohl über körperliche Symptome als auch über Stimmungsschwankungen. Eigentlich könnte man jetzt meinen: Genau das ist es, was ich habe – PMS. Dann liegt die Lösung doch klar auf der Hand. So leicht ist es leider nicht, denn das Themengebiet PMS ist mehr als unerforscht. Das macht nicht besonders viel Mut, und genau deshalb gehen so viele Frauen auch mit gesenktem Kopf aus der Frauenarztpraxis, ohne zu wissen, was eigentlich mit ihnen los ist.

Schon gewusst?
Es existieren bereits mehrere mildere Urteile über Straftaten von Frauen, die unter PMS leiden. Tatsächlich gab es um das Jahr 1850 herum in England zwei Frauen, die des Mordes angeklagt und aufgrund ihrer menstruellen Unregelmäßigkeiten freigesprochen wurden.

Oder ist es doch PMDS? Jetzt wird es langsam kompliziert, kommt also zu PMS noch eine ausgebaute Version dazu. Sie soll eine noch stärkere Form des PMS sein. PMDS heißt ausgeschrieben prämenstruelle dysphorische Störung. Bei PMDS kommen neben unzähligen körperlichen nun auch extreme psychische Beschwerden dazu, die erst aufhören, wenn der Zyklus beendet ist. Es leiden wohl 7 Prozent aller Frauen im gebärfähigen Alter an der schweren Form der PMDS, die ihren Alltag komplett auf den Kopf stellt.[3]

Aktuell gibt es kein ausführliches Diagnoseverfahren, das es den Ärzten ermöglicht, PMS oder PMDS zu diagnostizieren. Der Grund ist logisch, wo keine potenzielle Ursache, da auch keine Diagnose.

Die Techniker Krankenkasse schreibt über PMS und die Art der Diagnose Folgendes:

> »Da es beim prämenstruellen Syndrom keine beweisenden Befunde gibt, wie beispielsweise einen bestimmten Laborwert, stellt der Frauenarzt die Diagnose anhand des Beschwerdebilds. Es können sowohl die körperlichen als auch die psychischen Beschwerden im Vordergrund stehen. Voraussetzung für die Diagnose eines PMS ist, dass die Beschwerden zyklusabhängig auftreten und dass ein symptomfreies Intervall von mindestens einer Woche in der ersten Zyklushälfte vorliegt. Ebenso gilt die ausgeprägte Beeinträchtigung des Alltags der Patientin als wichtiges Diagnosekriterium. Das prämenstruelle Syndrom ist eine sogenannte Ausschlussdiagnose, das heißt, dass andere mögliche Ursachen der Beschwerden, wie zum Beispiel eine Depression, ausgeschlossen sein müssen. Damit der Arzt ein PMS diagnostizieren kann, muss die Patientin ein Symptomtagebuch über mindestens zwei bis drei Monate führen, in dem sie die Beschwerden, ihre Stärke und den zeitlichen Zusammenhang mit dem Menstruationszyklus festhält. Anhand dieses Tagebuchs kann der Arzt die Abhängigkeit der Symptome von der zweiten Zyklushälfte objektivieren und feststellen, welche Symptome die Patientin am stärksten beeinträchtigen.«[4]

Die emotionale Frau

»Hast du wieder deine Tage?«
»O Mann, euch Frauen sollte mal einer verstehen?«
»Oh, heute bist du aber wieder hysterisch!«

Was ist passiert, dass wir Frauen so häufig mit einem negativen Unterton als höchst emotionale Wesen abgestempelt werden? Und was ist überhaupt schlimm daran, emotional zu sein? Gefühle sind wichtig. Sie machen uns menschlich. Zum Problem werden sie nur, wenn sie die Kontrolle übernehmen und wir uns bestimmte Emotionen nicht mehr selbst erklären können.

Erst einmal ist wichtig, dass wir zwischen *Emotionen* und *Stimmungsschwankungen* eine Trennung ziehen. Es gehört dazu, traurig zu sein, sich manchmal unwohl zu fühlen oder auch voller Freude zu sein. Diese Emotionen dürfen wir spüren und zulassen. Sie sind ganz natürliche Reaktionen auf bestimmte Situationen oder Gefühle. Bei Stimmungsschwankungen hingegen wird man ganz plötzlich von einer Emotion überrumpelt, und darauf folgt oft schon die nächste (ganz andere) Emotion. Das führt dazu, dass wir die Kontrolle verlieren und gar nicht mehr verstehen, was gerade mit uns passiert.

Wenn wir einen Blick auf unser Gehirn werfen, dann zeigt sich, dass das Gehirn keine starre Struktur hat, sondern anpassungsfähig ist. Genau genommen passt sich das Gehirn an unseren weiblichen Zyklus an, und das jeden Monat aufs Neue. Forscher des Max-Planck-Instituts[5] haben herausgefunden, dass sich die Struktur des Hippocampus parallel zum Östrogenspiegel bewegt. Dazu müssen wir wissen, dass sich der Östrogenspiegel innerhalb eines Zyklus verändert. In der ersten Zyklushälfte dominiert er, und in der zweiten nimmt er stark ab. Da der Hippocampus maßgeblich für das Gedächtnis, die Stimmung und Emotionen wichtig ist, wird deutlich, dass sich schon allein von der Biologie her unsere Stimmung in den unterschiedlichen Zyklusphasen verändern muss.

Da haben wir nun also unsere Erklärung, oder? Frauen sind doch alle bloß hormongesteuerte Wesen. Und eines kann ich sagen: Gott sei Dank sind wir das. Ohne Hormone würde in unserem Körper und unserem Empfinden überhaupt gar nichts funktionieren. Sie leiten unsere Gefühle und sogar weit mehr als das. Hormone sind außerdem zuständig für die Menstruation, die Fortpflanzung, den Schlaf, den Appetit und noch vieles mehr. Doch das Problem liegt nicht unbedingt in dem Mangel oder einer Überproduktion, sondern darin, dass unser Körper Probleme hat, mit diesen Hormonen richtig umzugehen.

Schon gewusst?

Das Wort »Hysterie« wird von dem griechischen Wort »hystericus« (= die Gebärmutter betreffend, von ihr herkommend) hergeleitet. Man ging davon aus, dass die Gebärmutter, wenn sie nicht regelmäßig mit Spermien versorgt wird, im Körper herumirrt, sich im Gehirn verankert und so zu einer Hysterie führt. Die Symptome wurden so gedeutet, dass die Frau dagegen ankämpft, einer (männlichen) Autorität untergeordnet zu werden.

Typische Fragen, die sich Frauen kurz vor ihrer Periode stellen:

»SCHAFFE ICH DAS?«
»KANN ICH DAS ÜBERHAUPT?«
»BIN ICH AUF DEM RICHTIGEN WEG?«
»BIN ICH SCHÖN?«
»IST MEIN PARTNER DER RICHTIGE?«
»MÖCHTE ICH MIT DIESEM MANN EINE FAMILIE GRÜNDEN?«
»TRAUE ICH MIR DAS ZU?«

Typische Emotionen, die vor der Periode auftreten können: [6]

- abgeschlagen
- aggressiv
- ängstlich
- einsam
- emotional
- empfindlich
- gefühlskalt
- gereizt
- gestresst
- hoffnungslos
- lustlos
- schlecht gelaunt
- selbstzweifelnd
- überfordert
- unausgeglichen
- unsicher
- unzufrieden
- verzweifelt
- weinerlich
- wütend

Haben wir ein Problem?

Nur wenn wir unsere Stimmungsschwankungen verstehen und deuten können, können wir sie lösen. Und den Körper zu verstehen ist leider nichts, was wir gut beherrschen. Dazu fallen mir sofort zwei Probleme ein, von denen Frauen häufig betroffen sind.

Problem Nummer eins: Was wissen wir überhaupt über unseren weiblichen Körper? Ich bin heute 30 Jahre alt und hatte meine erste natürliche Periode vor 17 Jahren. Daraufhin habe ich dann 12 Jahre lang die Antibabypille genommen. Während dieser Phase hatte ich weder einen weiblichen Zyklus noch eine natürliche Blutung. Nach dem Absetzen der Pille, mit 26 Jahren, hatte ich eineinhalb Jahre gar keine Blutung. Das bedeutet, ich weiß erst seit zweieinhalb Jahren, wie sich ein natürlicher weiblicher Zyklus anfühlt und was er mit sich bringt. Ist das nicht erschreckend? Und das geht nicht nur mir so, sondern vielen Frauen da draußen auch. Sie kennen ihren Körper nicht und konnten ihn aufgrund hormoneller Verhütung auch nie richtig kennenlernen. Viele Frauen sehen noch nicht mal einen Zusammenhang zwischen ihrem weiblichen Zyklus und ihren Stimmungsschwankungen. Sie tolerieren die Schwankungen einfach.

Das zweite Problem sehe ich in der mangelnden Aufklärung und dem fehlenden Urvertrauen zum eigenen Körper. In alten Völkern und Kulturen ist es ganz normal, dass ältere Frauen die Verantwortung übernehmen und jüngeren Mädchen den Zyklus erklären und sie über ihre Periode aufklären. Das sind wertvolle Erfahrungswerte von erfahrenen Frauen, die uns hier in der westlichen Gesellschaft fehlen. Ich kann mich an kein Gespräch über Hormone, den weiblichen Zyklus oder Körpersignale erinnern. Lediglich an ein paar Kondome aus dem Biologieunterricht, das war aber eher peinlich, und ich habe das mit meinen Freundinnen in der letzten Reihe eher belächelt.

Für mich sind das fehlende Wissen und das nicht vorhandene Vertrauen in den weiblichen Körper die Hauptgründe, warum Frauen lange Zeit oder sogar lebenslang unter Beschwerden leiden. Wir könnten mit der enormen Kraft und Energie, die ein weiblicher Zyklus und seine Hormone mit sich bringen, so viel mehr erreichen, so viel größer sein, als wir es aktuell sind. Wieso nutzen wir dieses Geschenk nicht?

Frauenpower

Es ist noch gar nicht so lange her, dass wir eine klare Rollenverteilung zwischen Mann und Frau hatten. Die Frau hat die Familie bekocht, den Haushalt geschmissen, und der Mann hat dafür gesorgt, dass die finanziellen Mittel vorhanden waren. Heute sieht die Familienaufteilung häufig anders aus. Frauen sind so emanzipiert wie noch nie zuvor. Wir können unser Leben so aktiv und frei gestalten, wie wir es möchten. Auch wenn dieser Wandel noch nicht in allen Köpfen angekommen ist, hat sich doch schon einiges getan. Wir sprechen offener über die Periode; Kinder und Karriere schließen sich nicht mehr aus; und seit ein paar Jahren gibt es einen maßgeblichen Umschwung, was die Freiheit zur Verhütung betrifft.

Aber was ist mit unserem Inneren? Mit unseren weiblichen Emotionen? Wie haben sie sich über die letzten Jahre verändert? Teilweise denke ich, dass wir Frauen uns schneller verändert haben als Männer. Dabei spielt sicherlich auch die Wandlung der Hausfrau zur Karrierefrau eine Rolle. Doch was passiert mit unserer Weiblichkeit, wenn wir neben einem Vollzeit-Job auch noch Mutter werden möchten und uns zudem um den Haushalt und die Beziehung kümmern? Kann es sein, dass wir so sehr emanzipiert sein möchten, dass wir dabei Körpersignale total ignorieren? Ich bin mir nicht sicher, ob wir wirklich den Weg der Emanzipation gewählt haben oder ob wir einfach noch zusätzlich so ein Leben wie die Männer führen möchten. Als wäre der Rest nicht schon ausreichend? Verzichten wir dabei teilweise auf unsere weibliche Seite und machen es eben so, wie die Männer es uns vorleben, nur damit wir mithalten können?

Ich habe fünf Jahre in einem IT-Unternehmen gearbeitet, und die Frauen dort (so wie ich teilweise auch) haben versucht, mit ihren männlichen Kollegen mitzuhalten. Sie haben weder ihre weiblichen Vorteile genutzt noch sich auf diese konzentriert. Sie haben eigentlich nur geschaut, wie es die Männer machen, und es dann auf ihre Art umgesetzt. Mit weiblichen Vorteilen meine ich nicht ein gutes Aussehen und eine sexy Figur, sondern die weiblichen Fähigkeiten, die so herausragend sind, dass wir sie eigentlich nonstop einsetzen müssten: Zielstrebigkeit, Fokussiertheit, Strukturiertheit und gute Planungsfähigkeit sowie Einfühlsamkeit und Verständnis für Zwischenmenschliches. Alles Eigenschaften, die man viel mehr im Business benötigen würde.

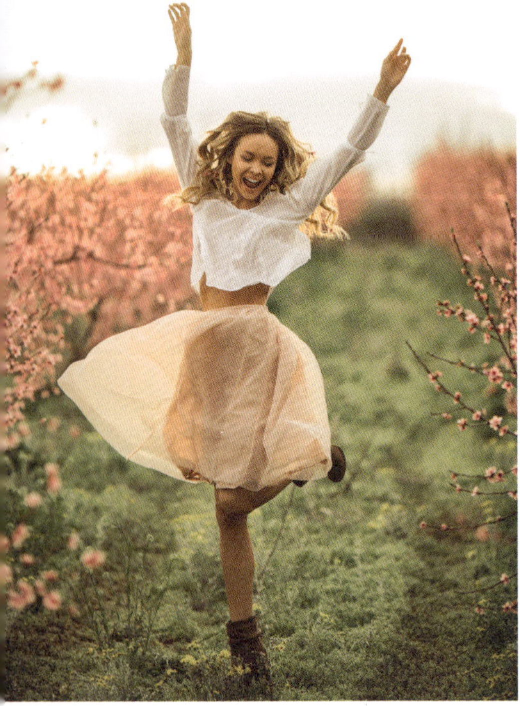

Was hat Frauenpower nun mit unseren Stimmungsschwankungen zu tun? Ich glaube, eines der größten Probleme ist, dass wir den Bezug zu unserer Weiblichkeit verloren haben. Alles, was wir an Beschwerden bemerken, sind Signale unseres Körpers, dass etwas aus der Balance gekommen ist. Ist uns Frauen das überhaupt bewusst? Dass wir eben auch den Vorteil haben, zyklisch zu sein? Wir haben innerhalb eines Zyklus verschiedene Stärken. In der ersten Hälfte sind wir entscheidungsfreudig, haben einen klaren Kopf und sind selbstbewusst. In der zweiten Zyklushälfte hingegen können wir besser in Ruhe und mit Fokus arbeiten und haben ein unheimlich gutes Einfühlungsvermögen für andere Menschen und Situationen. Schade, dass wir Frauen uns darüber kaum bewusst sind. Ist es nicht an der Zeit, sich auf diese Phasen zu konzentrieren und sie zu leben?

Die Diskussionen über Emanzipation können endlos sein. Ich selbst bin keine Frau, die für den Feminismus kämpft. Wieso sollen wir Frauen dafür kämpfen? Machen wir es doch einfach, sind wir einfach Frauen in voller Freiheit. Und genau das versuche ich. Der Schlüssel liegt für mich in unserer eigenen Mitte. Wenn wir Frauen es schaffen, eins mit unserem Körper zu werden, auf Signale zu reagieren, und das tun, was wir tun möchten, dann ist das für mich eine gesunde Freiheit. Wir Frauen können alles sein, wenn wir das möchten: eine einfühlsame Mutter, eine zielstrebige Arbeiterin und eine feinfühlige Partnerin. All das liegt in unserem Naturell, wir müssen es nur zulassen, uns auf unseren Zyklus einlassen und es eben auf unsere Art machen.

> **Emanzipation bedeutet für mich, die weibliche Seite zu leben, und nicht, der männlichen nachzueifern und Hochleistungsperformer zu werden.**

Noch ein paar Worte zur Selbstverantwortung

Ich möchte dich ganz stark dazu ermutigen, wieder die eigene Verantwortung für dein Leben zu übernehmen. Ich weiß, dass es manchmal einfacher ist, Ärzte, die Pille, die Eltern, die Freunde oder andere Menschen für das eigene Schicksal oder Leid zur Verantwortung zu ziehen. Mir ging das auch lange so, als ich unter den Nachwehen der Pille gelitten habe. Ich habe mich tierisch über meinen Frauenarzt aufgeregt. Wie konnte er mir als 14-jähriges Mädchen nur ein solches Medikament verschreiben? Warum hat meine Mutter dagegen nichts unternommen? Nur, was bringt uns diese Schuldverlagerung? Nicht mehr als innerliche Wut. Mal abgesehen davon, belastet es nicht meinen früheren Frauenarzt, sondern nur mich.

Deshalb mag ich Sprüche wie »Die Hormone sind schuld« auch nicht. Was bringt uns dieser Satz? Wir ziehen uns aus der Verantwortung und nehmen die Situation einfach hin. Das ist lediglich eine Ausrede, aber weit kommen wir damit nicht. *Wir* sind diese Hormone, und *wir* sagen ihnen tagtäglich, was sie zu tun haben und was nicht. Verlieren wir diese wichtige Verbindung zu uns, dann laufen wir ziemlich unkontrolliert durchs Leben. Meine starken Stimmungsschwankungen waren für mich der beste Lehrer, den ich hätte haben können. Ein Lehrer, der mir gezeigt hat, dass ich etwas unternehmen muss, wodurch ich meinen Körper so kennengelernt habe wie niemals zuvor.

Also lasst uns aufhören, andere für die eigene Gesundheit oder Stimmung schuldig zu sprechen. Du bist verantwortlich für deinen Körper und solltest alles kritisch hinterfragen.

Dieser eigene Weg ist so unfassbar wichtig, um einen Schritt näher zu deinem Körper zu finden. Es ist eine Investition in deine eigene Gesundheit.

Hormone: Echte Stimmungsmacher?

Und da kommen wir auch schon zu den Hormonen. Was wissen wir über sie? Einen Teil von ihnen kennen wir im Zusammenhang mit unserem Zyklus oder mit der Schwangerschaft. Die meisten von uns wissen sicher, dass es sogenannte Glückshormone gibt und die irgendeine Rolle bei unserer Stimmungslage einnehmen.

Aber im Großen und Ganzen war es das schon, oder? An dieser Stelle möchte ich einmal den Hut vor all den Hormonen in unserem Körper ziehen, denn sie beeinflussen uns tatsächlich jede Sekunde: Sie senden Signale ans Gehirn, legen fest, wie viel Fettpölsterchen wir haben, bringen uns zum Lachen und zum Weinen und spielen eine Rolle bei der Nahrungsaufnahme, -verwertung und -verdauung.

Hormone sind Botenstoffe, die bestimmte Funktionen und Prozesse im Körper ausführen. Es gibt Hormone für die unterschiedlichsten Aufgaben. Unsere Hormone werden in verschiedenen Drüsen des Körpers produziert, wie zum Beispiel in den Eierstöcken, in der Schilddrüse, den Nebennieren und der Bauchspeicheldrüse. Das Tolle ist, dass jedes Hormon genau weiß, wo sein eigener Zielhafen ist. Sie wissen einfach, was zu tun ist. Auf sie warten Rezeptoren, an denen sie sich andocken und dort dann schließlich wirken. Eins ist klar: Ohne sie geht gar nichts.

Es gibt verschiedene Gruppierungen von Hormonen, zum Beispiel die sogenannten Sexualhormone: Östrogene,[7] Progesteron und Testosteron. Wie wir bereits wissen, beeinflussen unsere Sexualhormone Östrogene und Progesteron innerhalb eines Zyklus auch unser Gehirn. Deshalb sollten wir auf sie einen besonderen Blick werfen. Was machen sie, und welche Rolle spielen sie bei unserer Stimmung? Aus Forschungserkenntnissen weiß man, dass sie alle einen sowohl negativen als auch positiven Einfluss auf unsere Laune haben können. Deshalb stehen unsere Sexualhormone im Zusammenhang mit Stimmungsschwankungen, gerade innerhalb der zweiten Zyklushälfte.

Wir produzieren während unseres Zyklus verschiedene Sexualhormone, die in den einzelnen Zyklusphasen dominanter sind als andere Hormone. Der Zyklus beginnt mit der Periode, der Körper produziert dann vermehrt Östrogen, und ab der zweiten Zyklushälfte (nach dem Eisprung) kommt noch Progesteron hinzu, und Östradiol (eines der Östrogene) fällt langsam bis zur nächsten Periode wieder ab. Diese

Schwankungen können bei manchen Frauen sehr harmonisch ablaufen und bei anderen etwas holpriger. Damit wir genau verstehen, was bei Stimmungsschwankungen im Körper passiert, müssen wir unsere einzelnen Hormone erst mal kennenlernen und verstehen.

In der Medizin wird für Stimmungsschwankungen vor der Menstruation vor allem das Hormon **Progesteron,** auch Gelbkörperhormon genannt, verantwortlich gemacht. Progesteron wirkt wie ein Tranquilizer (Beruhigungsmittel) auf uns. Man kann es auch als das Schwangerschaftshormon bezeichnen, denn gerade in der zweiten Zyklushälfte gilt für den Körper absolute Hochspannung: Hat es nun geklappt? Wurde das Ei befruchtet? Das Progesteron bereitet den Körper bestmöglich auf die Einnistung vor, indem es die Gefäße und Drüsen der Gebärmutterschleimhaut aktiviert, um dem Ungeborenen die beste Nährstoffdichte zur Verfügung zu stellen. Das Progesteron ist außerdem dafür zuständig, dass wir von Natur aus in der zweiten Zyklusphase etwas ruhiger werden, schließlich muss der Körper sich nun schonen, es könnte ja eine mögliche Schwangerschaft bestehen. Man könnte es also als das Hormon ansehen, von dem wir in der zweiten Zyklusphase am meisten abhängig sind, egal ob potenzielle Schwangerschaft oder nicht.

So gibt es Studien,[8] die sagen, dass ein Mangel an Progesteron vor der Periode verantwortlich für den starken Stimmungswechsel ist. Fehlt Progesteron, dann fehlt dem Körper die Beruhigung, welche er in dieser Phase benötigt. Dazu kommt noch das Verhältnis zu Östrogen. Hormone funktionieren nur in einer Wechselwirkung, zu viel Östrogen und zu wenig Progesteron können den kompletten Hormonhaushalt durcheinanderbringen und die Stimmung in den Keller rasseln lassen. Hier also die Annahme: Bei zu wenig Progesteron in der zweiten Zyklushälfte fehlt uns das Hormon, welches die Nerven stimuliert, uns beruhigt und entspannter werden lässt.

Kommen wir zu dem wichtigsten weiblichen Geschlechtshormon, dem **Östrogen** oder besser gesagt den Östrogenen. Auch sie können als Stimmungsmacher wirken, da sie nämlich für unser Gehirn, genau genommen den emotionalen Bereich, stark stimulierend sind. Das erklärt vielleicht auch, warum wir uns in einer gesunden ersten Zyklushälfte so supergut fühlen. Der Körper benötigt Östrogen am meisten in der ersten Zyklusphase, um die Eizelle für den Eisprung vorzubereiten und die Gebärmutterschleimhaut aufzubauen.

Ein weiteres wichtiges Sexualhormon ist das **Testosteron**, unser männliches Sexualhormon, welches wir Frauen ebenfalls benötigen. Testosteron oder die männlichen Hormone im Allgemeinen haben bei uns Frauen eher einen schlechten Ruf, so bringen wir sie häufig mit Akne und einem zu starken Haarwachstum in Verbindung. Diese Ansicht müssen wir schnellstmöglich ablegen und hier ein großes Lob an die männlichen Hormon-Helferchen richten: Danke, dass ihr da seid! Ohne euch hätten wir keinerlei Verlangen nach Sex, keinen Muskelaufbau, kaum Energie und Antrieb, und unsere Laune würde mit sofortiger Wirkung in den Keller rauschen. Da Testosteron problemlos die Blut-Hirn-Schranke passieren kann und seine Zielhäfen (Rezeptoren) auch im zentralen Nervensystem an zahlreichen Stellen zu finden sind, kann auch Testosteron auf die Psyche wirken.

Machen wir weiter mit einem Hormon, das ebenfalls im Zusammenhang mit unserer Stimmung steht: das **Oxytocin.** Es trägt im Volksmund auch den niedlichen Namen »Kuschelhormon«. Hauptsächlich wird Oxytocin beim Sex freigesetzt und sorgt dafür, dass beide Partner eine enge Leidenschaft und Verbundenheit verspüren. Ein Mangel an Oxytocin kann übrigens unsere Stimmung nachweislich runterziehen.[9] Scheint so, als hätte sich die Natur gedacht: Du willst eine gute Stimmung? Dann hab Sex!

> **Die meisten Mediziner machen die Hormone für unsere Stimmungsschwankungen verantwortlich. Die Datenlage ist aber alles andere als eindeutig. So gibt es immer mehr Studien, die aufzeigen, dass auch Frauen mit einem Mangel oder Überschuss bestimmter Hormone keinerlei Probleme mit ihrer Stimmung haben.**

Es gibt aber neben den Sexualhormonen auch noch andere Hormone, die wir in Verbindung mit der Stimmung nicht außer Acht lassen sollten. Hierfür schauen wir uns noch ein paar andere wichtige Hormone in Bezug auf unsere Stimmung an …

Beginnen wir mit **Serotonin**. Das Glückshormon stimuliert unter anderem Regionen der Großhirnrinde, welche für positive Emotionen zuständig ist. Auch **Dopamin** spielt dabei eine Rolle. Es dockt sich an dem Teil im Gehirn an, welches für das Belohnungssystem zuständig ist. Und nach einer Belohnung fühlen wir uns meistens gut, auch wenn oft nur für einen kurzen Moment.

Noradrenalin wird in Verbindung mit einem Enzym aus Dopamin hergestellt. Noradrenalin wird im Nervensystem und im Nebennierenmark gebildet und wird vor allen Dingen bei Stress ausgeschüttet. Es ist also ein Hormon, was dem Körper signalisiert: Hey, aufpassen … eine Gefahr kommt, lasst alles auf Hochtouren laufen!

Bei Verletzungen schüttet der Körper **Endorphine** aus. Sie sind wie ein natürliches Schmerzmittel und bringen uns in einen Rauschzustand, damit wir weniger Schmerzen spüren. Ihre Ausschüttung ist zwar genial, aber eben nur, wenn es wirklich notwendig ist, und es sollte auch nicht zu häufig vorkommen, denn sie können durchaus auch die Produktion der Sexualhormone hemmen. Völlig logisch, ein Eisprung oder die Fortpflanzung ist in einer lebensbedrohlichen Situation durch eine Verletzung eher hintangestellt.

Das Hormon **Phenethylamin** ist eine Vorgängerverbindung der Hormone Adrenalin und Dopamin. Wir empfinden es als besonders angenehm, wenn wir Sport oder Ausdauertraining gemacht haben. Eine Art von Zufriedenheit und Glücksempfinden macht sich breit. Und auch beim Verliebtsein spielt es eine Rolle und lässt uns auf Wolke sieben schweben.

In Bezug auf unsere Stimmung müssen wir **Insulin** und **Glukagon** ebenfalls näher betrachten. Die beiden Hormone sorgen dafür, dass der Blutzuckerspiegel reguliert wird. Das Insulin, welches in der Bauchspeicheldrüse ausgeschüttet wird, kümmert sich darum, dass die Zellen an Zucker kommen. Glukagon wird ebenfalls in der Bauchspeicheldrüse produziert und ist sozusagen der Gegenspieler des Insulins. Glukagon erhöht den Blutzuckerspiegel, indem es gespeicherte Zuckerreserven in Fettzellen freisetzt. Diese beiden Hormone schaffen es, dass wir über einen ausgeglichenen Energiehaushalt verfügen. Man kann sich im Hinblick auf die Stimmungslage vorstellen: ohne Energie keine gute Stimmung, da der Körper sich sonst anhaltend in einer Stresssituation befinden würde.

Auch die **Schilddrüsenhormone** gehören indirekt zu unseren Stimmungsmachern: Trijodthyronin und Thyroxin sorgen dafür, dass unsere Zellen ihren Umsatz steigern und der Körper mehr Energie ankurbelt. Sind diese Hormone zu viel oder zu wenig vorhanden, wirken sie sich auf unsere Laune aus. Typische Beschwerden einer Schilddrüsenproblematik sind dann Müdigkeit, Abgeschlagenheit, Konzentrationsschwäche (niedrige Konzentration) oder Zittern und Nervosität (hohe Konzentration).

Kommen wir nun zu **Adrenalin** und **Cortisol,** unseren Stresshormonen. Die Nebennieren produzieren sie fleißig, wenn wir in Stresssituationen gelangen. Sie bereiten uns auf eine Gefahrensituation vor und stellen sicher, dass sich alle Prozesse im Körper genauso darauf vorbereiten. Man kann also sagen, dass der ein oder andere Ablauf für einen Moment lahmgelegt wird. An sich ein sehr wichtiges Verhalten, zum Problem wird es aber, wenn die beiden Stresshormone andauernd ausgeschüttet werden. Was viele nicht wissen: Der Vorbote von diesen Stresshormonen ist Progesteron. Genau deshalb steht Stress auch so häufig als Ursache eines hormonellen Ungleichgewichts im Verdacht. Je öfter die Stresshormone Adrenalin und Cortisol ausgeschüttet werden, umso mehr Progesteron benötigt der Körper. Je mehr Progesteron für den Stresshaushalt benötigt wird, umso weniger haben wir von dem wichtigen Sexualhormon für unseren weiblichen Zyklus – und dann natürlich auch für unsere Stimmung.

Die Stimmung wird nicht nur von den Hormonen, sondern umgekehrt werden auch die Hormone durch die Stimmung beeinflusst. Gefühle und Empfindungen wie Trauer, Stress, Überlastung usw. können den Hormonspiegel deutlich beeinflussen. Der Grund dahinter ist, dass die Psyche durch biochemische Prozesse gesteuert wird. Bei diesen Abläufen spielen Serotonin und Adrenalin eine essenzielle Rolle. Sobald diese beiden Hormone freigesetzt werden, werden die hormonbildenden Drüsen aktiviert oder auch blockiert. Jeder hat doch schon mal von einer Frau gehört, die unbedingt schwanger werden wollte und sich so unter Druck gesetzt hat, dass es einfach nicht geklappt hat. Man sagt: Das Baby sucht sich den richtigen Zeitpunkt. Genau genommen ist es unser Körper, der den richtigen Moment dafür bestimmt. So kommt es nicht selten vor, dass unter Druck und Stress der Eisprung ausbleibt und eine Empfängnis unmöglich wird. Auch ein Grund, warum manche Frauen häufig im Urlaub schwanger werden. Plötzlich hat es doch geklappt. Warum? Weil sie eventuell das erste Mal loslassen und sich auf andere schöne Dinge fokussieren.

> **Die Psyche und unsere Emotionen stehen offenbar in einer Wechselwirkung mit unserem Hormonprofil: Was wir tun, beeinflusst die Hormone – und die Hormone beeinflussen unser Handeln.**

Mögliche Ursachen für Stimmungsschwankungen

Genau da kommen wir schon an die Wurzel des Problems: Durch meine Recherche konnte ich acht mögliche Ursachen für die Stimmungsschwankungen vor der Periode ausfindig machen. Das sind ganz schön viele und machen zwei Dinge deutlich: Jede Frau reagiert unterschiedlich, und deshalb macht es das Thema für viele auch so undurchsichtig. Und es gibt leider nicht diese *eine* Lösung für Stimmungsschwankungen. Auch das ist leider ein Grund, warum viele Ärzte diese Beschwerden nicht wirklich ernst nehmen: Sie können einfach keine klare Lösung dafür anbieten.

Das Hauptproblem liegt darin, dass es keinen Labortest oder dergleichen gibt, welcher eine klare Diagnose für Stimmungsschwankungen darlegt. Und was man nicht mit klaren Werten deuten kann, gibt es in der Medizin so auch nicht. Heißt aber nicht, dass die betroffenen Frauen nicht ernst genommen werden müssen. Ganz im Gegenteil: Frauen, die über Stimmungsschwankungen klagten, wiesen beispielsweise zu wenig Serotonin auf, aber eine andere Gruppe mit denselben Beschwerden zu viel des Glückshormons. Darin sieht man deutlich, dass es schwer ist, dieses Beschwerdebild klar zu diagnostizieren. Das Problem gilt übrigens für jegliche Art von PMS-Beschwerden.

Schauen wir uns die bei Frauen nachgewiesenen Fakten an, welche zu Stimmungsschwankungen führen können:

1. Zu viel Östrogen im Vergleich zu Progesteron

In einer Studie konnte ein Zusammenhang zwischen Östrogen und Progesteron als mögliche Ursache für Stimmungsschwankungen vor der Periode herausgefunden werden. So zeigten die Probandinnen auf, dass ein Ungleichgewicht zwischen den beiden Sexualhormonen, zu viel Östrogen im Vergleich zu Progesteron, eine mögliche Ursache ihrer Schwankungen war.[10]

> → Meine Einschätzung: Eines ist nachvollziehbar: Fehlt Progesteron in der zweiten Zyklushälfte oder ist nicht ausreichend vorhanden, kann es dazu führen, dass es uns emotional nicht gut geht und man sich seelisch aufgewirbelt fühlt. Doch wir müssen hier kritisch die Frage stellen, was dann mit der ersten Zyklushälfte ist, wo Progesteron kaum im Körper produziert wird oder

vorkommt? Und ausgerechnet in dieser Phase soll es uns doch gut gehen? Mittlerweile gibt es Untersuchungen dazu, bei denen Frauen mit Stimmungsschwankungen vor der Periode keinerlei Progesteronmangel aufweisen.[11]

2. Zu wenig Östrogen

Bei einer anderen Studie wurden Frauen mit Stimmungsschwankungen untersucht, welchen man nachweisen konnte, dass sie zu wenig Östrogen im Blut hatten. Die Zugabe von Östrogen konnte diesen Frauen helfen, ihre Stimmungsschwankungen zu regulieren.[12]

→ Meine Einschätzung: Die Natur hat die zweite Zyklusphase so aufgebaut, dass wir nach der Periode weniger Östrogen aufweisen. Was an sich vollkommen normal ist. Es gibt Untersuchungen, bei denen Frauen in der zweiten Zyklushälfte Östrogen verabreicht wurde, um ihre PMS-Beschwerden wie Stimmungsschwankungen zu lindern. Die andere Kontrollgruppe bekam ein Placebo. Das Ergebnis: Die Placebo-Probandinnen zeigten in 94 Prozent der Fälle eine Verbesserung ihrer Beschwerden über die zweimonatige Einnahme auf.[13]

3. Zu wenig oder zu viel Serotonin

Serotonin ist unser Glückshormon, und zu wenig davon kann zu Stimmungsschwankungen und teilweise sogar zu Depressionen führen. Diese Ergebnisse kann man dem Canadian Journal of Psychiatry entnehmen.[14] Auch ein Zuviel der Glückshormone kann psychische Veränderungen auslösen. Viele Frauen merken diese Beschwerden an Nervosität, Unruhe und Konzentrationsschwäche.[15]

→ Meine Einschätzung: Wieso sollte der Körper in der ersten Zyklushälfte von Serotonin ausreichend oder in der richtigen Menge haben und in der zweiten plötzlich nicht mehr? Schließlich dürfen wir nicht vergessen, dass Stimmungsschwankungen vor der Periode lediglich wenige Tage innerhalb eines Zyklus auftreten. Was passiert also kurz vor der Periode, das eine Veränderung von Serotonin dafür verantwortlich macht.

4. Zu viel Adrenalin und Cortisol

Der Körper reagiert auf Stress mit einer erhöhten Ausschüttung von Adrenalin und Cortisol. Die Nebennieren benötigen zur Produktion von Adrenalin und Cortisol Progesteron, sozusagen als Ausgangsstoff. Das bedeutet, je mehr Stresshormone produziert werden, umso mehr Progesteron wird benötigt und verbraucht, was Frauen zu einem Hormonungleichgewicht bringen kann. Das Resultat: zu wenig Progesteron und zu viel Östrogen. Dazu kommt, dass ein erhöhter Cortisolwert das Serotonin senken soll.

> → Meine Einschätzung: Der Zusammenhang zwischen unserer Stimmung und der Stressausschüttung scheint deutlich, und Stress darf man durchaus auch als Mitverantwortlichen für Stimmungsschwankungen sehen. Nur soll es ja tatsächlich Frauen geben, die in der ersten Zyklusphase Stress haben. Und mal abgesehen davon, erscheint es suspekt, dass die Beschwerden dann ausgerechnet vor oder mit der Periode verschwinden. Da die Periode doch für den Körper die Phase ist, in der am meisten Energie benötigt wird und Stress entsteht.

5. Schilddrüsenunterfunktion

Weitere Studien sehen einen Zusammenhang zwischen Stimmungsschwankungen und einer Problematik der Schilddrüse.[16]

> → Meine Einschätzung: Auch hier stellt man sich die Frage, warum sollte sich die Schilddrüse ausgerechnet in der zweiten Zyklusphase verändern. Wovon wird sie beeinflusst?

6. Zu viele männliche Hormone

Andere Untersuchungen hingegen zeigen, dass Frauen, die unter Stimmungsschwankungen leiden, ein erhöhtes Aufkommen männlicher Hormone wie Testosteron aufweisen.[17]

> → Meine Einschätzung: Gerade um den Eisprung herum bilden wir auf ganz natürliche Weise vermehrt männliche Hormone. Der Grund dafür: Die Natur möchte, dass wir uns fortpflanzen, und dafür benötigen wir eine erhöhte Libido, welche wir durch die Ausschüttung von Testosteron erreichen. Doch

fühlen sich viele Frauen gerade um ihren Eisprung sehr wohl und voller Energie. Das würde in diesem Fall dafür sprechen, dass wir von der Ausschüttung der männlichen Hormone auch in der zweiten Zyklushälfte eher profitieren könnten.

7. Ein Vitamin-B_6-Mangel

Es konnte außerdem belegt werden, dass Frauen mit Stimmungsschwankungen einen Mangel der B_6-Vitamine aufwiesen. Doch leider gibt es keine Studien, die aufzeigen, dass sich die Zufuhr von B-Vitaminen positiv auf die Stimmung auswirkt.[18]

→ Meine Einschätzung: Ein B_6-Mangel sowie auch alle anderen Nährstoffmängel, können erheblichen Stress im Körper auslösen. Gerade für die Serotoninbildung ist B_6 essenziell. Es scheint hier also ein Zusammenhang zu bestehen. Doch haben alle Frauen mit Stimmungsschwankungen wirklich einen B_6-Mangel? Und dies dann auch nur in der zweiten Zyklushälfte? Eventuell konnte die positive Veränderung der Stimmung durch die Einnahme von Vitamin B nicht belegt werden, weil die Nährstoffverwertung einige Faktoren im Körper fordert, wie beispielsweise einen intakten Darm und eine gesunde Leber.

8. Ein Magnesium-Mangel

Des Weiteren kann eine Zufuhr von Magnesium Frauen helfen, Stimmungsschwankungen wie Angstzustände und Panikattacken zu verbessern. So kann ein Magnesiummangel, wie andere Nährstoffmängel, einen enormen Einfluss auf unsere Stimmung und das allgemeine Wohlbefinden haben.

→ Meine Einschätzung: Auch hier gilt, was löst diesen Mangel gerade in der zweiten Zyklushälfte aus, oder was führt dazu, dass wir in der zweiten Zyklushälfte mehr Magnesium benötigen als in der ersten Phase?

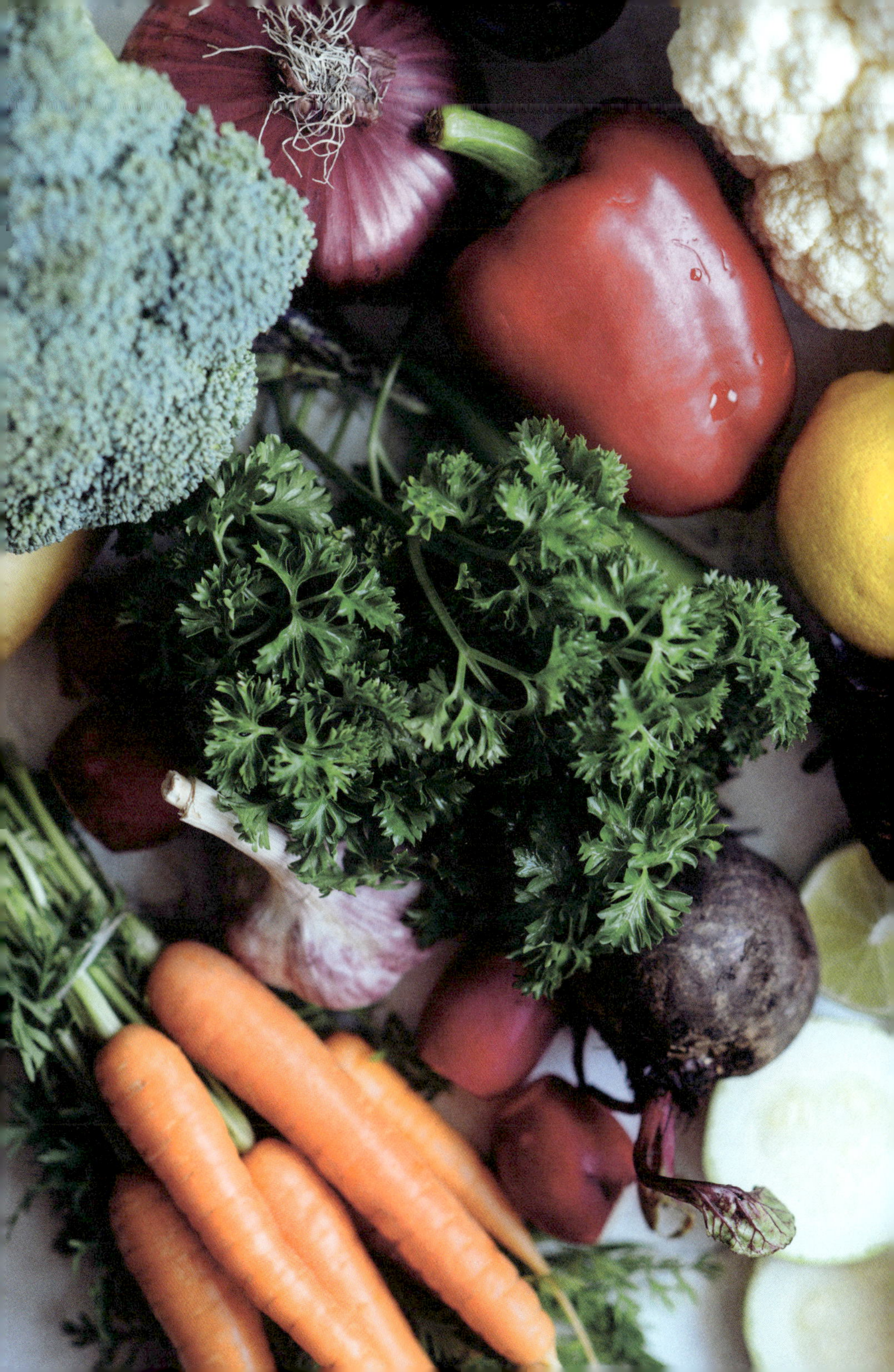

EXKURS

WARUM DIE PILLE EINE SO GROSSE ROLLE SPIELT

Wenn ich hier von der Pille schreibe, dann meine ich jegliche hormonelle Verhütungsmethode, die künstliche Hormonersatzstoffe beinhaltet. Da ist es gar nicht so wichtig, ob es nun die Pille ist, der Verhütungsring, die Dreimonatsspritze oder die Hormonspirale etc., sie alle wirken auf ihre Art auf unser weibliches Hormonsystem und beeinflussen den natürlichen Zyklus.

Was passiert durch die Pille im Körper?

Die Pille (und auch alle anderen hormonellen Verhütungsmittel) ersetzt aufgrund ihrer Hormonersatzstoffe während der Einnahme unsere körpereigenen Hormone. Nach dem Absetzen fehlen diese Hormonersatzstoffe, und nicht jeder Körper schafft es, seine eigene Hormonproduktion auf natürliche Weise sofort anzukurbeln. Das bedeutet, dass viele Frauen in dieser Phase anfälliger sind für hormonelle Beschwerden, weil die Hormone noch nicht in richtiger und notwendiger Menge ausgeschüttet werden können. Damit das alles nach dem Absetzen wieder ins Gleichgewicht kommt, braucht es manchmal etwas Zeit. Man sollte nicht vergessen, dass man meist über Jahre die Pille genommen hat und der Körper dann auch seine Zeit benötigt, sich wieder einzupendeln und an die neue Situation zu gewöhnen. In der Regel und erfahrungsgemäß kann das 6 bis 12 Monate dauern.

Wichtig: Es gibt auch Frauen, die unter der Pille Stimmungsschwankungen haben. Stimmungsschwankungen sind in den Beipackzetteln schon seit Längerem meist als häufige Nebenwirkung angegeben, die bei 1 bis 10 von 100 Frauen auftreten. »Die Betroffenen nannten Beeinträchtigungen bis hin zu depressiven Verstimmungen«, erläutert Prof. Dr. rer. nat. Gerd Glaeske, Professor am SOCIUM in Bremen und Apotheker.[19] Im Januar 2019 beschloss das Bundesinstitut für Arzneimittel- und Medizinprodukte, dass in den Beipackzetteln aller hormoneller Verhütungsmittel zusätzlich ein Warnhinweis auf ein höheres Risiko für Depressionen sowie ein erhöhtes Suizidrisiko aufmerksam machen soll.

Im September 2016 ergab eine dänische Studie,[20] dass unter dem Einfluss hormoneller Verhütungsmittel Depressionen häufiger ärztlich diagnostiziert werden.

Forscher der Universität Kopenhagen werteten die Daten von mehr als einer Million dänischer Mädchen und Frauen zwischen 15 und 34 Jahren über eine mittlere Zeitdauer von sechs Jahren aus. Mehr als die Hälfte der Frauen (fast 56 Prozent) hatten in dieser Zeit hormonelle Verhütungsmittel benutzt.

Dieselben Wissenschaftler haben Ende 2017 eine weitere Studie[21] veröffentlicht, die den Einsatz hormoneller Verhütungsmittel mit einem erhöhten Suizidrisiko in Zusammenhang bringt. Sie werteten Daten von knapp 475.802 Frauen aus, von denen 6999 einen oder mehrere Suizidversuche begangen und 71 sich tatsächlich umgebracht hatten. Frauen, die hormonell verhüteten, hatten dabei im Vergleich zu denen ohne hormonelles Verhütungsmittel ein doppelt so hohes Risiko für Suizidversuche.

Doch das ist noch nicht alles. Warum die Pille während der Einnahme oder auch nach dem Absetzen Stimmungsschwankungen hervorrufen kann, liegt mit hoher Wahrscheinlichkeit daran, dass die Pille die Struktur des Gehirns, vor allen Dingen des emotionalen Bereichs, beeinflusst. Aber auch der Darm, die Leber, die Nebennieren und das Immunsystem können durch die Pille stark beeinträchtigt werden, und diese stehen ebenfalls in direktem Zusammenhang mit der Stimmung.

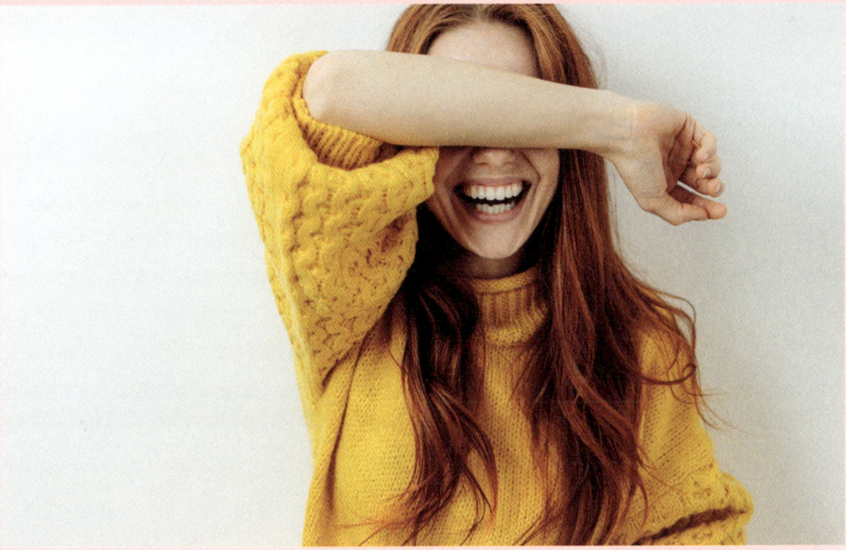

Warum psychische Veränderungen vor der Periode immer noch ungeklärt sind

Bei all den widersprüchlichen Untersuchungen soll noch einer durchblicken?! Genau hier liegt eben das Problem. Was zeigt uns das ganze Wirrwarr? Hier kann eine weitere Studie[22] eventuell etwas Klarheit schaffen. Das New England Journal of Medicine untersuchte im Januar 1998 20 Frauen mit und ohne PMS-Symptomen. Zehn Frauen mit prämenstruellen Beschwerden wurde der Wirkstoff Leuprorelin verabreicht, was zum Stillstand der Sexualhormon-Produktion in den Eierstöcken führt. Eine Gruppe der Frauen litt permanent an Beschwerden vor der Periode, die andere Gruppe nicht. Die Beschwerden der Gruppe mit PMS verschwanden unter der Einnahme des Wirkstoffs. Beide Gruppen erhielten entweder Östrogen, Progesteron oder ein Placebo und wurden nach einiger Zeit gebeten, ihre Beschwerden zu bewerten.

Es wurde festgestellt, dass es keine Rolle gespielt hat, welches Hormon den Frauen verabreicht wurde, ihre Symptome traten ausnahmslos alle innerhalb von zwei Wochen nach Einnahme der Hormone wieder auf. Die Gruppe ohne PMS hatte keinerlei Veränderungen bemerkt. Was war nun das Fazit? Die Forscher waren sich einig: Auch wenn die Sexualhormone eine Rolle bei Stimmungsschwankungen (oder PMS im Allgemeinen) spielen, sind sie nicht die Ursache dafür. Es scheint also, dass der Schlüssel darin liegt, *wie* der Körper einer Frau mit den einzelnen Sexualhormonen umgeht. Es ist also nicht das Hormon selbst »schuld«, sondern einfach die Art und Weise, *wie* unser Körper auf das Hormon reagiert – und das kann eben bei jeder Frau unterschiedlich ablaufen.

Eigentlich ist es ganz einfach: Es kommt nicht darauf an, ob wir zu viel oder zu wenig Sexualhormone haben, sondern *wie* unser Körper darauf zugreifen kann und sie verwertet. Vergleichen können wir das mit unserem Darm. Ist er nicht mit ausreichend guten und schlechten Bakterien versorgt, oder ist die Darmflora im Ungleichgewicht, dann können wir so viel gesunde und ausgewogene Nahrung zu uns nehmen, wie wir möchten, sie wird nicht ankommen. Schüttet also unser Körper ausreichend, zu wenig oder zu viel Hormone aus, ist das nicht das direkte Problem, sondern ob der Körper in einem guten gesundheitlichen Zustand ist, um mit den Hormonen auch richtig umgehen zu können.

Dazu kommt, dass der Körper in solchen Momenten nicht ausreichend Energie hat und wir uns dadurch angeschlagen und unausgeglichen fühlen. Wenn ich innerhalb eines Zyklus erkältet bin, kann ich mit ziemlich hoher Wahrscheinlichkeit davon ausgehen, dass ich kurz vor Eintreten der Periode mit mentalen Problemen wie Traurigkeit, Unsicherheit oder auch Weinerlichkeit zu kämpfen habe.

Wie wir nun gesehen haben, ist es schwer, PMS-Beschwerden wie Stimmungsschwankungen oder andere zu diagnostizieren, weshalb viele Ärzte dann häufig die Ursache in der Psyche sehen und die Frauen als depressiv abstempeln. Um diesen Frauen zu helfen, müssten Ärzte den Darm, die Leber, die Vitalstoffe, den Blutzucker und die Ernährung unter die Lupe nehmen. Eine Aufgabe, die leider die wenigsten ernst nehmen.

Meiner Meinung nach liegt also der Schlüssel eines gesundes Zyklus und einer ausgeglichenen Stimmung in der ganzheitlichen Gesundheit: unserem Immunsystem, dem Darm, der Leber, den Nebennieren und allen anderen wunderbaren Organen in unserem perfekten Körper.

Wir müssen beginnen, uns als eine ganze Person zu sehen, ohne Trennung von Körper und Psyche. Wir müssen sicherstellen, dass wir unseren Körper und den Geist mit wertvoller Nahrung füttern und Mängel auffüllen. Mängel können in diesem Fall körperlich sein, in Form von Vitaminen und Nährstoffen, aber auch geistig, in Form von Liebe und Zuneigung.

All das ist Nahrung, die Körper, Geist und Seele nährt und uns auf den Weg zu einem gesunden und ausgeglichenen Körper führt.

EXKURS

WAS SAGT DIE NEUROWISSENSCHAFT?

Fragen wir doch mal die Neurowissenschaft, was sie zum Thema Stimmungsschwankungen zu sagen hat. Dazu möchte ich explizit auf zwei spannende Erkenntnisse eingehen. Zum einen, dass das Gehirn nicht starr in seiner Struktur ist, sondern sich aufgrund von Umwelteinflüssen, körperlichen und gesundheitlichen Zuständen verändert. Heißt also im Klartext: Unser Gehirn passt sich an die Gegebenheit an, sowohl äußerlich als auch innerlich. Die zweite Erkenntnis ist aber noch viel spannender. Forscher des Max-Planck-Instituts haben herausgefunden, dass sich das Gehirn jeden Monat aufs Neue verändert, und zwar im Rhythmus des Östrogenspiegels. Unser Gehirn ist also auch zyklisch? Genau genommen verändert sich der Hippocampus, eine Hirnstruktur, die für unser Gedächtnis, die Emotionen und die Stimmung zuständig ist.

»Wir haben herausgefunden, dass parallel zum ansteigenden Östrogenspiegel bis zum Eisprung auch das Volumen des Hippocampus zunimmt«, erklärt Claudia Barth, Erstautorin der dazugehörigen Publikation, die im renommierten Magazin Nature Scientific Reports erschienen ist. Wie sich die Schwankungen dieser Hirnstruktur konkret auf das Verhalten und spezielle geistige Fähigkeiten auswirken, können die Wissenschaftler bisher nicht sagen. Eine Vermutung haben sie jedoch bereits: »Der Hippocampus spielt eine zentrale Rolle für unser Gedächtnis, unsere Stimmung, unsere Emotionen.«[23]

Östrogen und Progesteron verändern die Art und Weise, wie Neuronen im Gehirn miteinander kommunizieren. Sie beeinflussen alle wichtigen Neurotransmitter wie Noradrenalin, Dopamin, Serotonin, Glutamat und GABA. Die Hormone üben ihre Wirkung auf Neuronen und andere Zellen aus, indem sie sich an die ansässigen Rezeptoren docken. Es ist tatsächlich so, dass sich Hormone nur dann entfalten und wirken können, wenn ihr Rezeptor frei ist.

Die Rezeptoren für die Östrogene sind im gesamten Gehirn zu finden, aber hauptsächlich in den Bereichen für die Fortpflanzung, wie Hypothalamus und Hypophyse, dem Bereich im Gehirn, der für die Wahrnehmung zuständig ist und vor allen Dingen dem Emotionen-Bereich im Gehirn, wie Hippocampus und Amygdala. Darüber sind sich die Forscher einig.

Eine der bekanntesten und auch wichtigsten Wirkungen von Östrogen ist die auf die Struktur und Verzweigung der Neuronen selbst. Aus den kleinen Verzweigungen und Knospen an den Neuronen bilden sich dann die Synapsen, über die sich die Zellen miteinander verbinden. Diese Verzweigungen und Knospen wachsen heran und ziehen sich auch wieder leicht zusammen, entsprechend unserem weiblichen Monatszyklus. Wenn der Östrogenspiegel hoch ist (also in der ersten Zyklushälfte bis einschließlich zum Eisprung), blühen die Knospen auf. Und wenn der Östrogenhaushalt absinkt, ziehen sich die Knospen wieder zurück. Wie eine Blüte, die auf- und zugeht. Unser Gehirn ist in seiner Struktur formbar und die Verzweigung der Neuronen ist der Hauptort dieser Aktivität. Gerade die oben genannten Bereiche wie Emotionen, Denken, Wahrnehmung reagieren unheimlich sensibel auf Östrogenschwankungen und vermutlich auch auf die Veränderung von Progesteron.[24]

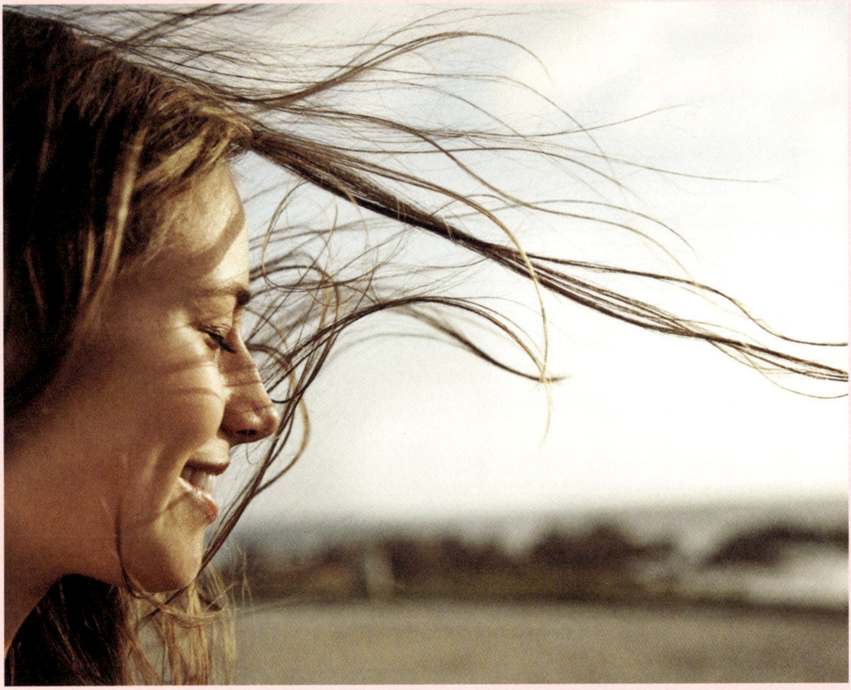

Der Zyklus und unsere Emotionen

Im Zyklus-Code dürfen die verschiedenen Facetten eines weiblichen Zyklus nicht fehlen. Deshalb möchte ich auf den nächsten Seiten den ganz besonderen Zusammenhang zwischen unserem weiblichen Zyklus und unserer Stimmung erklären. Nutze diesen Teil ganz bewusst, um deinen eigenen weiblichen Rhythmus besser kennenzulernen.

> ! Wichtig: Diese Auflistung trifft nur auf Frauen zu, die einen natürlichen Zyklus haben. Pilleneinnehmerinnen oder Frauen, die hormonell verhüten, haben leider keinen natürlichen Zyklus und somit auch keine erste oder zweite Zyklusphase.

An einem gesamten Monatszyklus sind bekanntermaßen verschiedene Prozesse und vor allem Hormone in unterschiedlichen Mengen beteiligt. So verändert sich nicht nur das Hautbild während des Zyklus, sondern eben auch die mentale Stimmung. Je nachdem, in welcher Zyklusphase man sich gerade befindet, durchlebt man emotionale Auf und Abs.

> **Kennt man sich und diese Phasen gut, kann man sie zu seinem Vorteil nutzen, sowohl privat als auch beruflich. Kennt man sie nicht, ist es vollkommen klar, dass die Schwankung einen aus der Bahn werfen.**

Menstruation (Tag 1 bis 6)

Die Menstruation hat etwas mit Hingeben und Loslassen zutun. In dieser Phase befreien wir uns von der alten Gebärmutterschleimhaut. Da die Eizelle nicht befruchtet wurde, wird auch die Schleimhaut wieder abgebaut, damit der Körper sie für den neuen Zyklus wieder ganz frisch vorbereiten und ausstatten kann. Die meisten Frauen fühlen sich während der Periode gehemmt und kontrolliert. Das ist leider dadurch entstanden, dass viele Frauen nie richtig mit ihrer Periode vertraut gemacht wurden. Für viele Frauen ist die Periode nichts mehr als eine Einschränkung. Lass uns die Periode eher als unsere ganz persönliche Auszeit sehen. In dieser Zeit darf man auch einfach mal bewusst weniger tun und sich dem einfach hingeben. Das wurde früher in alten Völkern regelmäßig so praktiziert, die Periode war die »Frauen-Auszeit«, welche unter den menstruierenden Frauen genutzt wurde, um Energien auszutauschen und jüngere Mädchen aufzuklären. Mal abgesehen davon, ist die Menstruation ein enorm wichtiges Gesundheitszeichen für uns Frauen, dass alles in Ordnung ist und dass wir bereit sind für den nächsten Aufbruch, einen neuen Zyklus.

Typische Emotionen während der Menstruation:
bodenständig, gelassen, anhänglich

Erste Zyklusphase (Tag 7 bis 12)

In der ersten Zyklusphase, auch Follikelphase genannt, steigt der Östrogenspiegel an. Man kann die Östrogene auch als Glückshormone sehen, und das nicht zu Unrecht. Für viele Frauen beginnt nun die schönste Zeit in ihrem Zyklus. Sie sind abenteuerlustig, fühlen sich wohl in ihrer Haut und haben grundsätzlich das Gefühl, als könnte sie nichts an ihrem Tatendrang hindern. Sie strahlen Lebensfreude aus, nichts kann sie unterkriegen. Außerdem sehnen wir uns in dieser Zeit nach körperlicher Nähe, und die Lust auf Sex steigt.

Typische Emotionen in der ersten Zyklushälfte:
aktiv, selbstbewusst, tatkräftig, vital, optimistisch, konzentriert, inspirierend

Eisprung (Tag 13 bis 16)

Den Eisprung könnte man als die spannendste Phase im Zyklus ansehen. Es ist endlich so weit, und die Frage aller Fragen wird geklärt: Wird die Eizelle befruchtet oder nicht? Der Östrogenspiegel erreicht während des Eisprungs seine absolute Höhephase, und das bringt ein paar schöne Effekte mit sich: Die Haut strahlt, wir fühlen uns sexy und sind noch attraktiver für Männer. Eigentlich auch logisch, denn es geht ja schließlich um die Fortpflanzung. Deshalb verspüren viele Frauen um den Eisprung herum auch vermehrte Lust nach Sex.

Typische Emotionen während des Eisprungs:
attraktiv, selbstbewusst, fokussiert, strukturiert, sexy, optimistisch, leidenschaftlich, euphorisch, erfinderisch, neugierig

Schon gewusst?

In einer Studie haben amerikanische Wissenschaftler den Einfluss des weiblichen Zyklus auf den Verdienst von Tänzerinnen untersucht. Die Forscher konnten erkennen, dass die Frauen weitaus mehr Trinkgeld während ihres Eisprungs erhalten haben als in ihrem restlichen Zyklus. Den geringsten Verdienst hatten die Tänzerinnen tatsächlich auch während ihrer Menstruation, und am wenigsten haben die Damen eingenommen, die die Antibabypille zum Zeitpunkt der Studie einnahmen.[25]

Zweite Zyklusphase (Tag 17 bis 34)

Da in dieser Phase das Progesteron dominiert, sollten wir uns in einem gesunden Zyklus eigentlich ziemlich wohlfühlen, weil Progesteron in der richtigen Menge positiv auf unser Nervensystem wirkt. Progesteron nennt sich ja auch das Schwangerschaftshormon, und in diesem Zusammenhang macht es Sinn, dass wir uns in dieser Phase eher ruhig verhalten und etwas mehr in uns gekehrt sind.

Typische Emotionen während der zweiten Zyklusphase:
ruhig, in sich gekehrt, entspannt, gelassen, realistisch, nachdenklich

Und damit du weißt, dass du mit deinen Stimmungsschwankungen absolut nicht allein bist, im Folgenden mal ein paar Auszüge aus Nachrichten[26] von Frauen über ihre eigene Stimmungslage.

> »DAS SCHLIMMSTE FÜR MICH IST DER STÄNDIGE WECHSEL DER EINZELNEN EMOTIONEN. DAS MACHT MICH FERTIG. ICH ERKENNE MICH SO GAR NICHT WIEDER.«

> »KURZ VOR DER PERIODE HABE ICH IMMER DAS GEFÜHL, DASS MIR ALLES ZU VIEL WIRD UND ICH MICH TAGELANG VERKRIECHEN MÖCHTE. DANN WIEDERUM FÜHLE ICH MICH EINSAM UND BIN TRAURIG UND HABE ZUKUNFTSÄNGSTE.«

»KURZ VOR DER PERIODE HABE ICH DAS GEFÜHL, ALLEIN ZU SEIN, MANCHMAL SOGAR, ALLE ZU VERLASSEN. MIT DEM EINTRETEN DER PERIODE SIND DIESE GEFÜHLE WIEDER WEG.«

»ICH SEHE ALLES NEGATIV, HABE WAHNSINNIGE VERLUSTANGST UND FÜHLE MICH GANZ KLEIN.«

»BEI MIR FÄNGT ES MEIST SCHON EINE GANZE WOCHE VOR DER PERIODE AN. ICH TRAUE MIR WENIGER ZU, KANN MICH NICHT MEHR FREUEN UND FÜHLE MICH MANCHMAL TRAURIG.«

»BEVOR ICH MEINE TAGE BEKOMME, ZWEIFLE ICH AN ALLEM, ZUM BEISPIEL AN MEINER BEZIEHUNG, AN MEINEM ÄUSSEREN UND MEINEN HANDLUNGEN. AM LIEBSTEN WÜRDE ICH MICH EINFACH NUR IM BETT VERKRIECHEN UND IM SELBSTMITLEID ERTRINKEN.«

»KURZ VOR DER PERIODE FÜHLE ICH MICH, ALS WÄRE ICH EIN KOMPLETT ANDERER MENSCH. ICH REAGIERE AUF DINGE SEHR EMOTIONAL UND KANN MIR DANN IM NACHHINEIN (WENN DIE PERIODE VORBEI IST) SELBST NICHT MEHR ERKLÄREN, WIESO ICH SO GEFÜHLT HABE.«

»IN DEN ZWEI WOCHEN VOR DER PERIODE BETRACHTE ICH MICH, MEIN UMFELD UND MEINE SITUATION AUS EINEM ANDEREN BLICKWINKEL. DER IST DANN IRGENDWIE VIEL SELBSTKRITISCHER, PESSIMISTISCHER UND DEMOTIVIERENDER, WAS FÜR MICH ALS OPTIMISTISCHE REALISTIN EIGENTLICH UNGEWÖHNLICH IST.«

Noch ein paar Worte zu Antidepressiva und Co

Ich kann kaum mehr zählen, wie viele Frauen mich in den letzten Jahren gefragt haben, ob Antidepressiva oder andere synthetische Medikamente ihre Stimmungsschwankungen vor der Periode lindern oder lösen können. Warum werden diese Medikamente so gern an Patientinnen verschrieben?

Antidepressiva beeinflussen den Stoffwechsel der Botenstoffe Serotonin und Noradrenalin im Gehirn. Die meisten Antidepressiva wirken, indem sie nach Ausschüttung der Botenstoffe ihre Aufnahme in dem Speicher der »Senderzelle« verhindern. Das Problem ist ähnlich wie bei anderen Medikamenten: Dem Gehirn wird durch die synthetischen Stoffe etwas signalisiert, und das führt dazu, dass die eigentliche Produktion vom Körper nicht mehr ausgeführt wird. Heißt, dass die Ursache für das zu geringe oder zu hohe Serotonin damit nicht gelöst wird, es wird lediglich vorgetäuscht.

Ähnlich wie bei der Antibabypille, die vielen Frauen zwar während der Einnahme als Nebeneffekt eine reine Haut schenkt, die Ursache für die Pickel aber längst nicht löst. Setzen diese Frauen die Pille dann ab, sprießen die Pickel wieder wie in der Pubertät. So auch bei Antidepressiva: Setzt man die Tabletten ab, kommen die emotionalen Beschwerden wieder. Das bedeutet langfristig, dass man sich und den Körper von einem Medikament abhängig macht, was zusätzlich auch noch die Organe belastet, und das wiederum kann andere Probleme mit sich führen.

> ! Wichtig: Dies ist kein Aufruf, die Pille oder auch Antidepressiva auf eigene Faust abzusetzen. Bitte besprich dies mit deinem Arzt. Lass dich von ihm dementsprechend beraten, und hinterfrage die Einnahme beziehungsweise die tatsächliche Wirkung auf deine Beschwerden.

Häufig wird von Ärzten ein natürliches Mittel gegen Stimmungsschwankungen oder PMS im Allgemeinen verschrieben. Dieses nennt sich Agnus castus, auch bekannt als Mönchspfeffer. In erster Linie hat man dabei ein gutes Gefühl, schließlich handelt es sich hierbei um ein rein pflanzliches Mittel, weshalb viele Betroffene zu **Mönchspfeffer** greifen. Sucht man im Internet nach Erfahrungsberichten über Agnus castus, dann wird schnell deutlich, dass die Aussagen nicht weiter auseinandergehen könnten.

Dazu müssen wir uns die Wirkung von Mönchspfeffer anschauen. Zum einen soll es auf die Hypophyse prolaktinsenkend wirken, und zum anderen kann es ähnlich wie das Progesteron die Eierstöcke beeinflussen. Mönchspfeffer führt dem Körper allerdings kein echtes Progesteron zu, sondern er kann nur ähnlich wirken. Das bedeutet, dass Mönchspfeffer helfen kann, wenn die Stimmungsschwankungen beispielsweise einem schwachen Prolaktinwert zugrunde liegen. Ist das aber nicht die Ursache für deinen Launenwechsel, dann wird Agnus castus das Problem nicht lösen und kann sogar dazu führen, dass es deinen Zyklus komplett aus der Bahn wirft.

Mein Ratschlag ist also, sei vorsichtig damit, und nimm Mönchspfeffer nur im Rahmen einer Betreuung durch einen Arzt oder Heilpraktiker ein, und auch nur, wenn die Pflanze wirklich die Ursache behebt. Es kommt dazu noch auf die richtige Dosierung an, und das sollte man nicht allein ausprobieren. Ähnliches gilt auch für bioidentische Hormone wie die **Jamswurzel**.

Reale Geschichten – Du bist damit nicht allein

»Jeden Monat, ein paar Tage vor meiner Periode, kommt es wieder. Dieses ekelhafte Gefühl der Einsamkeit. Ich bin seit ein paar Monaten Single und von zu Hause in eine eigene Wohnung gezogen. Seitdem übermannt es mich mehr denn je. Ich finde mich weinend auf dem Sofa wieder. Sehe alles negativ. Habe diese Angst, für immer allein zu sein, obwohl ich genau weiß, dass ich nicht allein bin. Diese Machtlosigkeit, irgendwie nicht Herr bzw. Frau seiner Gedanken zu sein, zieht mich jedes Mal noch mehr runter. Es ist total paradox, weil ich genau weiß – auch während dieser Zeit –, dass mir meine Hormone nur einen Streich spielen, und trotzdem macht es einen wirklich fertig. Gott sei Dank ist das Gefühl nach ein paar Tagen wieder verschwunden, und ich bin wieder ich selbst. Nicht mehr fremdgesteuert.«

RANIA, 22 JAHRE

»Ich kann mich nicht genau daran erinnern, wann ich die Stimmungsschwankungen zum ersten Mal hatte. Mit 17 und später noch mal mit 23 habe ich zumindest meinem Frauenarzt gegenüber angedeutet, dass diese Gefühle bestehen, er sah aber keinen Zusammenhang mit der Pille und deutete sogar an, dass dies dann wohl ›mein wahres Wesen‹ sei. Die Stimmungsschwankungen treten immer kurz vor der Periode auf. Ich merke das daran, dass weder ich noch andere es mir in dem Zeitraum recht machen können. Meine Reaktionen können dann zwischen Jammern, Wutausbrüchen oder manchmal auch unkontrolliertem Lachen liegen, manchmal verhalte ich mich dann auch sehr kindisch. Es täte mir in diesen Momenten gut, wenn sich jemand um mich kümmern und mich in den Arm nehmen würde, aber leider sind viele von meinen Stimmungsschwankungen abgeschreckt.«

ANISHA, 25 JAHRE

»Ich habe sechs Jahre lang die Pille eingenommen und sie vor fünf Monaten abgesetzt. Während der Einnahme hatte ich ab und zu Stimmungsschwankungen, konnte sie aber damals nicht in Verbindung mit der Pille bringen, da ich mir über das Thema Pille leider nie viele Gedanken gemacht habe. Manchmal habe ich ernsthaft an meinem Leben gezweifelt. Als ich damals auf den Podcast **GenerationPille** gestoßen bin, hat ein Tag gereicht, um mir bewusst zu machen: Ich will die Pille nicht mehr. Nach Absetzen der Pille habe ich bereits im ersten Zyklus starke Stimmungsschwankungen empfunden, die ich so bisher nie gehabt hatte. Mittlerweile ist es jeden Monat ähnlich: Nach dem Eisprung und vor der Periode fühle ich mich einsam, schlecht und nutzlos. Ich kann mich nicht im Spiegel anschauen und sehe in manchen Sachen keinen richtigen Sinn mehr. So stelle ich mir Depressionen vor. Nach meiner Periode im neuem Zyklus hingegen fühle ich mich wie ein neuer Mensch. Alle Selbstzweifel sind weg, ich fühle mich wohl in meiner Haut und selbstbewusst. Ich habe das Gefühl, mir liegt die Welt zu Füßen. Um mit den unterschiedlichen Stimmungsphasen während eines Zyklus klarzukommen, hat mir sehr geholfen, sich mit dem kompletten Thema Pille auseinanderzusetzen. Ich habe begonnen, mittels symptothermaler Methode meinen Zyklus zu beobachten, und so viel über mich und meinen natürlichen Zyklus herausgefunden. Nun weiß ich immer relativ genau im Voraus, welche Stimmungsschwankungen mir eventuell bevorstehen, und bereite mich mental darauf vor.«

SINA, 22 JAHRE

»Ich bin 22 Jahre alt und habe seit ca. einem halben Jahr mit Stimmungsschwankungen zu kämpfen. Im Februar habe ich nach acht Jahren Einnahmezeit (14 bis 22 Jahre) die Pille abgesetzt. Dazu gebracht hat mich **GenerationPille**, worauf ich durch Bedenken bezüglich der Pille gestoßen bin, auf die meine Frauenärztin nicht reagieren wollte. Ich wusste bereits durch Isabel und Sina, dass man durch das Absetzen eventuelle Nebenwirkungen der Pille endlich besiegen kann, dadurch aber zyklusbedingte Symptome auftreten können, die ich noch gar nicht so kannte; schließlich hatte ich, seit ich 14 war, keinen natürlichen Zyklus mehr. Die ersten Wochen nach dem Absetzen waren eine heftige Erfahrung. Ich habe in diesen Wochen öfter Gefühlsausbrüche gehabt und Tränen vergossen als in den ganzen acht Jahren zuvor während der Einnahme der Pille. Mein Freund und auch andere hatten mich zuvor eher als gefasst und schon fast gefühlskalt beschrieben, wenn es um traurige oder besonders emotionale Momente ging. Nun lernte ich das komplette Gegenteil kennen. Beispielsweise konnte mich die bloße Anwesenheit von Menschen, mit denen ich in irgendeiner Form eine bedeutende Vorgeschichte hatte, zum Weinen bringen. Auf der einen Seite war das ein Gefühlschaos für mich und hat mich sehr nervös gemacht, auf der anderen Seite habe ich von hundert auf null nichts mehr von den Gefühlen für meinen Freund gespürt. Wir waren zu dem Zeitpunkt seit vier Jahren zusammen, und ich hatte panische Angst, als ich nichts mehr verspürte. Angst um die Beziehung, Angst davor, es ihm zu sagen, weil es hoffentlich sowieso nicht lange anhält, oder? (…) Die Emotionalität jedoch ist – in abgeschwächter Form – geblieben, ich nehme viel mehr von meinen Emotionen wahr als mit Pille, und das möchte ich nicht mehr missen! Auch wenn es ebenso die negativen Gefühle umfasst. Vor einem halben Jahr, also ca. ab drei Monaten nach Absetzen der Pille – ich hatte von Anfang an wieder einen regelmäßigen Zyklus inkl. Periode –, habe ich bemerkt, dass meine Emotionen dem typischen Muster der Emotionen in den Zyklusphasen gleichen. In der ersten Phase während der Periode ziehe ich mich mehr zurück und denke nach, schmiede Pläne für den nächsten Monat oder die Zukunft, aber denke auch über Vergangenes nach und reflektiere. In der zweiten Phase, nach der Periode, bin ich am produktivsten, packe Dinge an, mit Ehrgeiz und Motivation, habe Lust rauszukommen und die Welt zu sehen, Pläne umzusetzen, die ich zuvor aufgestellt hatte, mich zurückzuerinnern an schlaue Gedanken, die ich dabei gehabt hatte (…) Die Emotionen, die in der vierten Phase, der

Phase vom Eisprung bis zur nächsten Periode, auftreten können, merkte ich mit der Zeit auch immer deutlicher. Ich verliere dann meinen Antrieb, habe das Gefühl, alles, was ich anpacke, mache ich sowieso nicht gut. Wenn es sich um Dinge handelt, die ich für andere mache, dann finde ich die Motivation und habe auch nicht so starke Zweifel. Aber sobald es um etwas geht, das ich auf meiner To-do-Liste stehen habe, verliere ich jeglichen Glauben an mich selbst und kann mich nicht aufraffen. Und dabei ist es ganz egal, ob es um Pflichtaufgaben für Uni oder Nebenjob geht oder um Projekte/Aufgaben, die ich mir selbst vorgenommen habe, weil sie mich weiterbringen oder mir Spaß machen. Ich empfinde zu der Zeit einfach eine Leere in mir und suche vergeblich nach einem Antrieb. In der Zeit ist es auch für meine Familie oder meinen Freund schwierig, mir Antrieb zu geben, mir meine Stärken vor Augen zu halten oder dergleichen, weil ich auch blind für ihre Zuneigung und Mühen werde. Dies geht irgendwann sogar so weit, dass ich eine Reizbarkeit entwickle, weil ich sauer auf mich selbst bin; auf meine (nicht vorhandenen) Emotionen. Damit einher geht manchmal auch das Gefühl, das ich unmittelbar nach dem Absetzen der Pille hatte, wodurch ich Angst hatte, meinen Freund zu verlieren. Das ist jedes Mal sehr hart, weil es sich immer überraschend neu und erschreckend anfühlt und direkt Verlustängste in mir auslöst. Bei meinem Freund kommt es dann aber eher so an, als sei er mir egal oder meine Gefühle für ihn seien gänzlich und unwiederbringlich verschwunden. Ich fange dann immer an, meine Gesamtsituation, aber auch jedes einzelne Detail durchzuanalysieren, was mir dann gar nicht guttut. Die Selbstzweifel verstärken sich, ich verrenne mich in Gedanken über belanglose Dinge und verliere teilweise total den Blick für das Wesentliche, die Gegenwart, meinen Tagesablauf. (…) Ich denke darüber nach, ob meine Freunde wirklich meine Freunde sind und ob ich in der Vergangenheit alles falsch gemacht habe. Ob ich meinen Freund überhaupt verdient habe … Diese und viele, viele weitere Gedanken aller möglichen Art schwirren dann so lange in meinem Kopf herum, bis ich das Gefühl habe, ein unlösbarer Knoten hat sich gebildet und ich stehe vor der Aufgabe, diesen zu entwirren, was bis in die Ewigkeit dauern wird und unglaublich viel Kraft braucht. Dieser emotionale Druck, den ich mir dann selbst mache, ist schlimmer als die Schmerzen während der Periode und bringt mich vielmehr dazu, den ganzen Tag im Bett zu verbringen. Mir fällt es dann auch schwer, klar zu denken im Sinne von ›Hey, raff dich mal auf, du machst dich gerade selbst verrückt, morgen fängt ein neuer Tag an, und dein Leben geht ganz normal weiter‹ (...)«

KATHARINA, 22 JAHRE

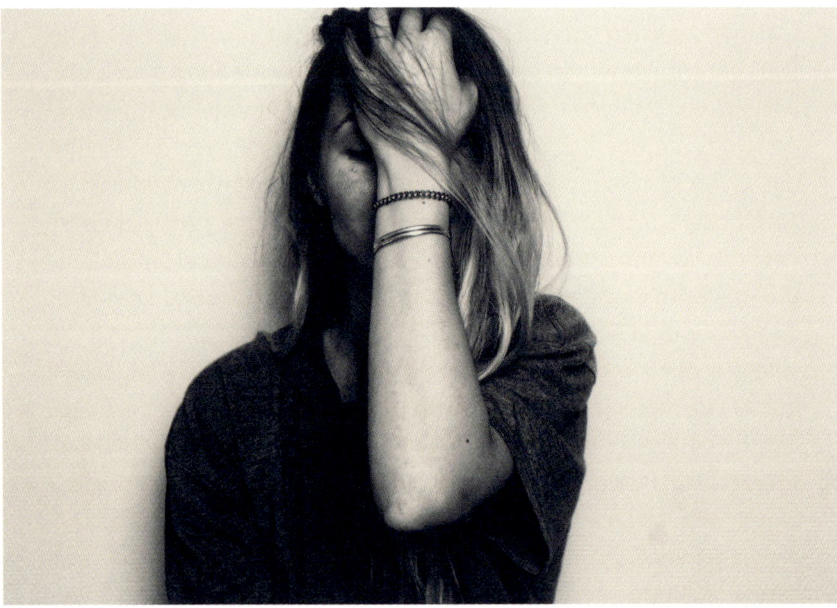

»Meine Stimmungsschwankungen habe ich unter der Pille gar nicht selbst gemerkt, erst als ich von meiner Mutter darauf aufmerksam gemacht wurde. Ich hab mich einfach sehr ›rastlos‹ und unruhig gefühlt. Ich war oft bei Kleinigkeiten sofort an der Decke und habe es teilweise selbst nicht verstanden. Ich war tief in meinem Inneren immer aufgewühlt und wusste einfach nicht, wieso. Nach einiger Zeit habe ich beschlossen, dass es so nicht weitergeht! Ich habe die Pille abgesetzt und lerne aktuell eigentlich immer noch meinen Körper und Zyklus jeden Tag neu kennen. Manchmal bin ich immer noch erstaunt und auch überfordert. Meine Stimmungsschwankungen vor der Periode sind natürlich jetzt etwas verstärkter und können sich teilweise von Tag zu Tag drastisch ändern, was dann wirklich beängstigend ist, wobei ich teilweise am nächsten Tag dann auch schon wieder darüber lachen kann und mir denke, okay alles klar. Mein krassestes Erlebnis war direkt vor meiner Periode. Ich war abends von einem auf den anderen Moment innerlich richtig wütend, ich habe mir mein ganzes Leben schlechtgeredet und die komplette Beziehung mit meinem Freund infrage gestellt. Ich hatte enorme Zukunftsängste und war wie depressiv. Alles war einfach scheiße, und ich wollte alles hinschmeißen: meinen Job, meine Beziehung und dachte mir ›hat ja eh keinen Sinn‹. Am nächsten Tag bin ich aufgewacht, und alle Gefühle waren wie weggeblasen, und alles war wieder gut. Ich habe mich selbst so über mich geärgert und später auch lustig gemacht, weil das ein anderer Mensch war, dachte ich mir. Einfach gruselig, wie am nächsten Tag alles wieder gut war und ich dankbar für mein Leben und meine Beziehung war. Ich war einfach wieder im Einklang mit mir selbst. Dann habe ich meine Periode bekommen, und dann wurde mir klar, das konnten nur meine Hormone sein.«

LUISA, 24 JAHRE

»Es begann damit, dass ich letztes Jahr im Oktober nach zehn Jahren die Pille absetzte. In den zehn Jahren kannte ich so etwas wie ›schlechte Laune‹ nicht. Es war eher ein Gefühl von Leere in Kombination mit depressiven Gefühlslagen. Wenige Wochen nach dem Absetzen nahmen die Stimmungsschwankungen ihren Lauf. Zunächst fühlte ich mich wacher und klarer, aber auch gereizter. Ich hoffte, dass es sich mit der Zeit wieder einpendelte. Aber auch nach einem Jahr kann ich das noch nicht zu hundert Prozent behaupten. Die erste Woche nach der Periode bis hin zum Eisprung ist die ›friedliche‹ Zeit. Dort bin ich oft euphorisch, produktiv und wacher. Aber auch in dieser Zeit bin ich schneller genervt als zu der Zeit, in der ich die Pille noch nahm. In der zweiten Woche, so sage ich ganz gern, ›erwacht der Teufel‹ in mir. Ich bin sehr schnell genervt, aggressiv und emotional, und das oft alles auf einmal zur gleichen Zeit. Ein Krümel liegt noch auf dem Tisch, mein Partner hat seine Sachen noch nicht weggeräumt, oder er sitzt mir gegenüber und atmet zu laut. Diese Dinge reichen schon, und ich fange an, die Augen zu verdrehen, meine Antworten klingen genervter, und manchmal platzt es aus mir heraus und ich fange an zu meckern, zu kritisieren und je nach Reaktion des Gegenübers auch, ziemlich fies zu werden. Mein Gesichtsausdruck ändert sich ganz schlagartig. Man sieht mir das sofort an. Mein Partner leidet sehr darunter und lässt sich oft von meiner Stimmung mitreißen. Am Ende schweigen wir uns meistens an, und in dieser Zeit beginnt die Reue. Das schlechte Gewissen kehrt ein. Ich erkläre oft, dass ich nichts dafür kann. Aber für einen Außenstehenden ist das schwer nachzuempfinden. Von vielen kommt die weise Antwort, man solle sich in der Zeit doch mal etwas zusammenreißen. Doch meine Stimmung überkommt mich nicht wie ein Tropfen, sondern wie eine Sintflut, in der ich versuche herauszukommen, es mir aber leider misslingt. Ich versuche, meine Gefühlslagen auch für etwas Positives zu gewinnen. So habe ich gelernt, mir viele Dinge nicht mehr gefallen zu lassen und meine Trauer und Wut nicht wie damals zur Pillenzeit in mich hineinzufressen, sondern sie einfach aus mir herausplatzen zu lassen. Das Herausplatzen muss jedoch noch etwas gelernt werden, sodass ich es nicht gegen andere richte. Manchmal ist es auch sehr gut vergleichbar mit einem Fass, das überläuft, und am Ende muss einmal kurz alles raus. In den zehn Jahren hatte ich natürlich auch nicht gelernt, wie man mit solchen Gefühlen umgeht. Ich kannte es nur durch die Anfänge der Pubertät. Aber dort gab es nur eine kurze pillenfreie Zeit. Ich arbeite daran und bin zuversichtlich, auch das irgendwann besser kontrollieren zu können.«

ROMINA, 27 JAHRE

»Ich habe ca. zehn Jahre die Pille genommen. Mit der Pille hatte ich ein ausgeglichenes Ich, hatte teilweise monatelang überhaupt keine Veränderung in der Stimmung während oder vor meiner Periode (natürlich ab und an vor meiner Periode etwas weinerlich und emotionaler, aber in einem angemessenen Rahmen). Als ich beschlossen habe, die Pille abzusetzen, habe ich mir über die Folgen des Absetzens nicht wirklich viele Gedanken gemacht und die Reaktion meines Körpers total unterschätzt. Nach ca. vier bis acht Wochen ging es so richtig los mit den Stimmungsschwankungen. Egal ob in der ersten oder zweiten Zyklushälfte – meine Stimmung schwankte innerhalb von Minuten von sehr guter Laune bis hin zu Heulattacken. Nach ca. sechs Monaten hat es sich etwas relativiert. Ich kann sagen, dass ich mich in der ersten Zyklushälfte selbstbewusster und stabiler fühle, ich muss nicht so oft weinen und ich kann über viele Dinge hinwegsehen. Geht es aber in die zweite Hälfte und vor allem kurz vor meiner Periode schlägt das schlagartig um. Was mich gestern noch kaltgelassen hat, bringt mich dann zur Weißglut, und ich könnte vor Wut Bäume ausreißen. Ich erkenne mich selbst dann überhaupt nicht mehr. Ich habe in diesen Momenten so eine Wut in mir, dass ich rumschreien und um mich schlagen könnte. Es reichen die kleinsten Dinge, um mich auf die Palme zu bringen. Und wenn es nur ein paar neue Pickel in dieser Zeit sind, fange ich vor dem Spiegel an zu weinen. Selbst mein Freund meint immer, er erkennt mich in dieser Zeit kaum wieder. Wie ein Häufchen Elend versinke ich dann teilweise in Selbstmitleid und fühle mich allein und unverstanden von der ganzen Welt. Ich würde mir am liebsten daheim die Decke über den Kopf ziehen und niemanden mehr sehen müssen, bis meine Periode wieder vorbei ist. Am meisten macht mich aber dann wütend zu wissen, dass es nur diese Hormone sind, die mich mal wieder nach außen wie eine Furie wirken lassen, und ich nichts dagegen tun kann!«

JANINA, 25 JAHRE

Ich habe eigentlich schon, seit ich meine Periode bekam, Stimmungsschwankungen, habe jedoch erst vor einigen Jahren bemerkt, dass es mit meiner Periode zusammenhängt. Ich habe auch nicht wirklich meine Periode getrackt, doch als ich damit begann, merkte ich, dass ich ca. neun Tage davor (für einen Tag) unglaublich miese Laune (Reizbarkeit und/oder Traurigkeit) hatte. Es war nur an einem Tag vor der Periode und ich dachte, es kann nicht zusammenhängen, aber ich merkte bald, dass es jeden Monat so war. Auch zwei bis drei Tage vorher kommt es fast jeden Monat zu diesen Gefühlen. Ich habe nie in meinem Leben die Pille genommen. Es ist für mich wirklich schlimm, da ich plötzlich so eine unglaubliche Wut verspüre und mich echt alles aus der Fassung bringen kann, egal wie klein die Sache sein mag. Es ist wie ein Sturm, der sich in meiner Körpermitte zusammenbraut, und ich möchte am liebsten schreien oder jemanden anschreien. Zu meinen Schwankungen zählt auch, dass ich plötzlich weinen muss, wenn ich etwas Berührendes sehe. Aber nicht so wie normal, sondern plötzlich steigt ein unglaublicher Kloß im Hals auf, und am liebsten würde ich schluchzen. Wenn ich meinen Kalender nicht zur Hand habe, weiß ich spätestens da, dass meine Periode bald ansteht.«

SARAH, 30 JAHRE

Es gibt

1000

KRANK
HEITEN

aber nur

1

GESUND
HEIT.

Carl Ludwig Börne (1786–1837)
Deutscher Journalist und Literaturkritiker

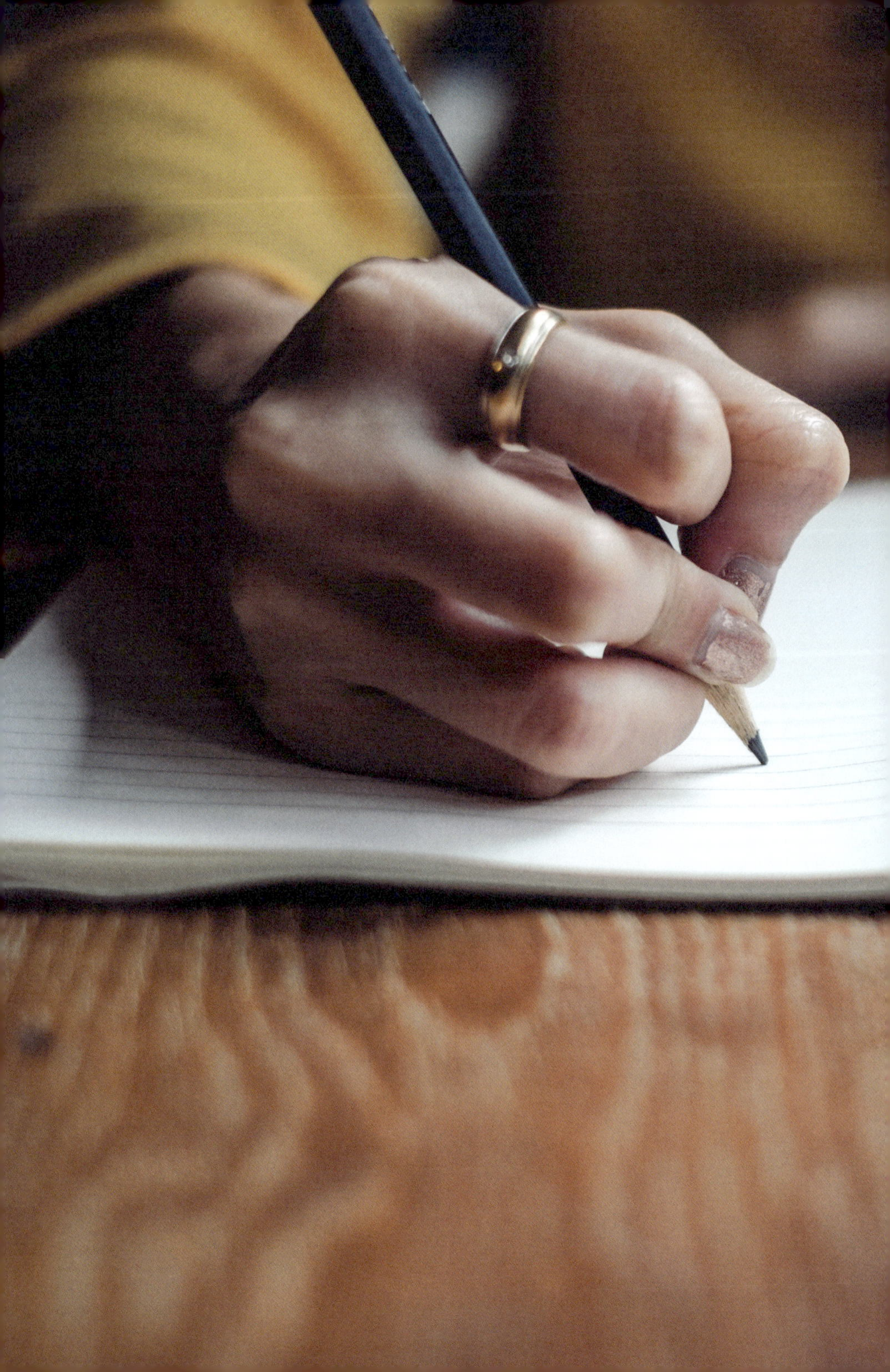

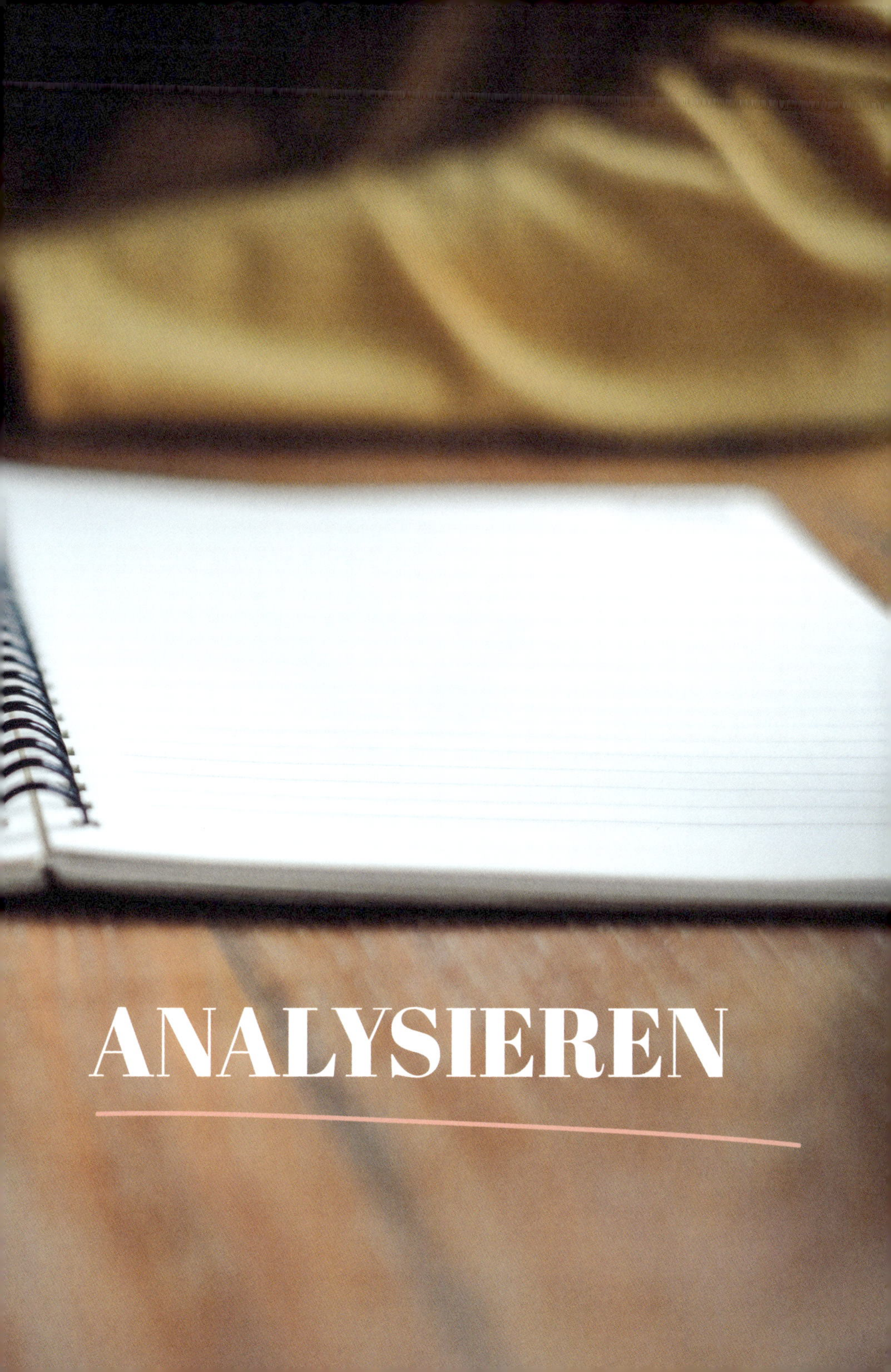

ANALYSIEREN

Love your Cycle

Man kann, wie wir gesehen haben, nicht die *eine* Ursache für Stimmungsschwankungen verantwortlich machen. Das ist auch vollkommen okay, denn unser Körper ist komplex, und jeder reagiert unterschiedlich. Gehen wir nun zum nächsten Schritt, um deiner eigenen persönlichen Ursache näher zu kommen.

Es ist wichtig, dass du herausfindest, wann genau deine emotionalen Beschwerden auftreten. Tritt beispielsweise die Stimmungsschwankung nicht nur vor der Periode auf, können andere Gründe vorliegen, wie beispielsweise Panikattacken, Depressionen, Angstzustände, welche je nach Stärke ebenfalls Schwankungen in unserer Laune auslösen können. Diese Zustände sollten allerdings anders behandelt werden. Wie findet man dies heraus? Eigentlich ganz einfach, indem man die Stimmungsschwankungen einem Zeitpunkt zuordnet (nach dem Eisprung bis zur Periode). Dafür kann man ganz einfach seinen eigenen Zyklus beobachten und sich notieren, wie die eigene Stimmung verläuft.

Auf den kommenden Seiten erkläre ich dir, wie du MoodBook und MoodBoard zur Analyse deiner eigenen Stimmung nutzt. Damit kannst du herausfinden, wie sich deine Stimmung innerhalb deines Zyklus verändert. Wie geht es dir heute? Was empfindest du, und wie hast du dich in bestimmten Situationen verhalten? Stellst du fest, dass sich diese emotionale Lage von Tag zu Tag verändert, dann kann ich dir gratulieren: Das ist unser wunderbarer weiblicher Zyklus.

Nutze deine Stärken und Schwächen, um deinen Zyklus optimal für dich einzusetzen. Du fühlst dich selbstsicher und voller Energie? Perfekt, dann ist heute der optimale Tag, um Entscheidungen zu treffen und eventuell mehr Gehalt zu verlangen. Du fühlst dich an einem anderen Tag eher ruhiger und in dich gekehrt? Absolut in Ordnung, nutze auch diese Phase, und gönne dir etwas Auszeit und Ruhe.

Was ist »normal«?

Ist die emotionale Veränderung innerhalb eines Zyklus nun normal oder nicht? Wann kann man von Stimmungsschwankungen sprechen? Das ist eine sehr wichtige Frage und eigentlich einfach beantwortet. Es ist vollkommen normal, dass man unterschiedliche Stimmungslagen innerhalb eines Zyklus hat. Man darf sich manchmal zurückziehen und nachdenklicher sein als an anderen Tagen. Und dann darf es auch die Tage geben, wo man gar nicht weiß, wohin mit seiner Energie. Schwierig wird es nur, wenn man sich selbst nicht mehr erkennt und die eigenen Emotionen das Leben kontrollieren. Also wenn du sehr viel weinst, keine Zuversicht mehr hast, zickig bist, starke Aggressionen verspürst. All das sind »echte« Beschwerden, und es ist *nicht* normal, dass wir immer wieder vor der Periode emotional zusammenbrechen oder wir uns als Hormonfreak abstempeln lassen müssen. Dafür gibt es eine Ursache, und genau diese möchten wir hier herausfinden.

Es gibt Frauen, die verteufeln ihren Zyklus und ihre Periode. Sie empfinden ihn als störend, und teilweise sehen sie ihre Menstruation auch als ekelhaft an. Was passiert in diesen weiblichen Körpern? Die Ablehnung der eigenen Natur hat meist eine Wut, Aggression oder auch Frustration zur Folge. Der Körper lehnt sich dann ebenfalls gegen diesen sehr wichtigen weiblichen Prozess auf, woraus sich viele Probleme entwickeln können: Eisprung und Periode können ausbleiben und die Ausschüttung der Sexualhormone einstellen. Wir dürfen nicht unterschätzen, welche Macht wir mit unseren Gedanken auf unseren Körper haben. Nicht zu vergessen, dass das Ausbleiben der Periode oder das Unterdrücken des Eisprungs weitreichende gesundheitliche Beeinträchtigungen mit sich führen kann.

Was bedeutet das jetzt?

Es geht nicht darum, dass wir auf die Straße gehen und unsere Periode zelebrieren, aber wir sollten wieder zu unserem Ursprung zurückfinden, unseren Zyklus verstehen und annehmen. Gerade nach dem Absetzen hormoneller Verhütung lernen Frauen das erste Mal ihren natürlichen Zyklus kennen, und dadurch erfahren sie auch das erste Mal mehr über sich selbst. Diese Frauen sind meist Anfang 30. Knapp 17 Jahre zuvor hatten sie ihre erste Periode, es sind also ein paar Jahre ins Land gegangen. Das kann und sollte man nachholen! Doch wie macht man das am besten? Und wie soll man seinen Körper lieben lernen, wenn man unter starken Beschwerden leidet und die Stimmung immer wieder in den Keller rasselt, bevor die Periode eintritt?

Ich würde sagen, man lernt am besten aus schlechten Zeiten. Der Körper signalisiert uns etwas, darauf müssen wir hören und reagieren. Keine Frau muss mit Periodenschmerz, Stimmungsschwankungen oder unreiner Haut leben. Das sind alles nur Symptome, die ausgelöst werden, wenn etwas in uns aus dem Gleichgewicht gekommen ist. Diese Ursache müssen wir ausfindig machen und auflösen – und das schaffen wir, indem wir wieder eins werden mit unserer Weiblichkeit.

In diesem Kapitel »Analysieren« geht es an die Arbeit, denn wir können nur reagieren, wenn wir verstehen und genau hinsehen. Als ich dieses Buch geschrieben habe, habe ich meine Zyklusphasen »genutzt«. Ich habe zum Beispiel während meines Eisprungs die grobe Inhaltsangabe für das Buch gemacht, weil ich da am kreativsten bin und strukturiert denken kann. Die fachlichen Texte habe ich in der ersten Phase geschrieben, die emotionalen in der zweiten Zyklusphase. Während der Periode habe ich eine Pause eingelegt und bestimmte Kapitel nochmals kritisch hinterfragt. Für mich war das die perfekte Basis für meine Arbeit, weil ich meinen Zyklus kenne und ihn und seine Stärken nutze.

Wer ein ÜBEL ERKENNT, *hat es schon fast* GEHEILT.

Prentice Mulford (1834–1891)
US-amerikanischer Journalist, Philosoph und Schriftsteller

Das MoodBook

Nun haben wir einiges an Wissen rund um die Stimmung gelernt. Kommen wir jetzt zu dem Teil, der dir dabei helfen soll, deinen eigenen Zyklus und die Verbindung zu deinen Stimmungsschwankungen besser zu analysieren. Alles, was du dazu benötigst, ist ein Notizbuch, ein Stift und einmal am Tag ein paar Minuten Zeit für dich.

Durch das MoodBook wollen wir die Verbindung schaffen, wann deine Stimmungsschwankungen auftreten und was dir in diesem Moment durch den Kopf geht. Erfahrungsgemäß hilft das Aufschreiben dieser Emotionen und Gedankengänge schon sehr bei der Lösung des Problems.

Wie das MoodBook funktioniert

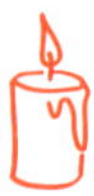

Nimm dir abends 15 Minuten Zeit. Such dir einen ruhigen und bequemen Ort, wo du dich wohlfühlst und dich in diesem Zeitraum keiner stören kann. Am besten machst du dabei auch das Handy aus.

Hol dir dein Notizbuch und einen Stift zur Hand. Am besten hast du ein spezielles Notizbuch nur für diese Gedanken. Das ist nun ab sofort »dein persönliches MoodBook«.

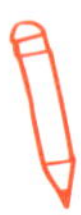

Atme einmal tief ein und wieder aus. Und versuche, dir ganz in Ruhe folgende Fragen zu beantworten. Notiere dir die Fragen und die jeweiligen Antworten direkt in dein MoodBook. Die nachfolgenden Fragen solltest du dir jeden Tag stellen und beantworten.

Deine täglichen Fragen

- Wie geht es dir heute?
- Welche Emotionen hast du heute verspürt?
- Wie fühlst du dich jetzt gerade in diesem Moment?
- Gibt es etwas, was du tun kannst, damit es dir morgen besser geht?
- Wie ist man deiner Meinung nach heute mit dir umgegangen?
- Wie bist du mir dir selbst umgegangen?
- Wie bist du mit anderen Menschen umgegangen?
- Gab es heute bestimmte Situationen, die aufgetreten sind, die Emotionen in dir ausgelöst haben (sowohl positiv als auch negativ)?

Deine Stimmungsskala

Kommen wir nun zu deiner persönlichen Gesamteinschätzung: Wie würdest du deine heutige Stimmung auf einer MoodSkala von 1 (sehr schlecht) bis 5 (sehr gut) beschreiben?

Der Schritt zur Heilung liegt darin, dass wir uns erst mal über unsere Beschwerden klar werden, sie ordnen und dann recherchieren, um zu wissen, wie man sie löst. Notiere dir täglich deine Zahl in der Grafik auf Seite 68. Dadurch kannst du deinen Stimmungsverlauf innerhalb deines Zyklus am besten betrachten und Schlüsse daraus ziehen, wann deine Stimmung hoch steht und wann tief. Kopiere dir die nachfolgende Seite, so kannst du sie für mehrere Zyklen nutzen.

»You will never change
your LIFE
until you change something
YOU DO DAILY.

The secret of your
success IS FOUND
in your daily **ROUTINE.«**

John C. Maxwell
US-amerikanischer Autor, Coach und Pastor

STIMMUNGSSKALA

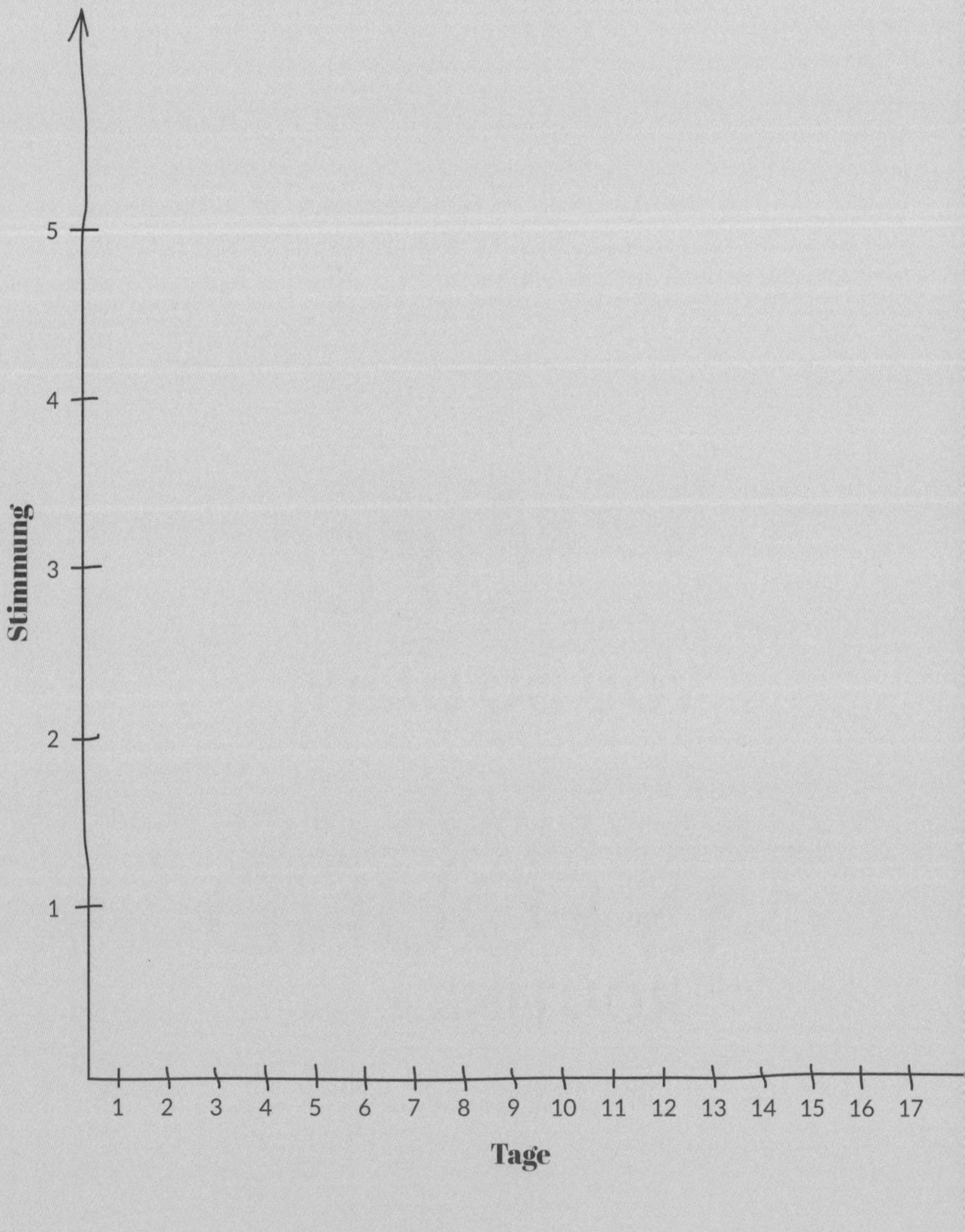

Bewertungsskala deiner Stimmung:
1 = sehr schlecht, 2 = schlecht, 3 = ganz okay, 4 = gut, 5 = sehr gut

18 19 20 21 22 23 24 25 26 27 28 29 30 31 32 33 34

Tage

Das MoodBoard

Was ist das MoodBoard? Vielleicht sagt dir der Name VisionBoard eher etwas? Das ist ein kreativer Plan, damit du besser deinen Fokus auf deine Ziele legen kannst. Das MoodBoard ist nichts anderes, nur eben für deine Stimmung. Das ist alles nur eine Frage der richtigen Organisation (Ernährung, Unterstützung der Organe) und unserem positiven Mindset (Gedanken, Selbstverantwortung, BodyMindness). Und genau das alles wollen wir nun auf dem MoodBoard zusammenbringen. Es wäre schade, wenn man zwar das Wissen hat, es aber nicht umsetzen kann, weil einem die eigene Gewohnheit im Weg steht. Dafür ist das MoodBoard da.

Wie du das MoodBoard nutzt

Alles, was du dafür brauchst, ist ein großes Plakat, inspirierende Zeitschriften, Stifte, Schere und Kleber. Damit du weißt, wie das Ganze am Ende aussehen kann, habe ich dir eine kleine Illustration (Seite 73) bereitgestellt. Du siehst, es geht darum, den Gedanken und der Kreativität freien Lauf zu lassen und sich dabei auf eine schöne Art und Weise Ziele zu setzen und einen Plan zu machen.

Nutze einen ruhigen Feierabend, blättere durch Zeitschriften, und lass dich von den Bildern inspirieren. Was spricht dich an? Du willst beispielsweise deinen Körper mit der Ernährung unterstützen? Toll, dann such dir ein leckeres Bild mit einem gesunden Gericht aus, und klebe es auf dein MoodBoard. Ich rate dir, in die Mitte des Plakates groß und fett zu schreiben, was dein Ziel ist. Also zum Beispiel: eine ausgeglichene und glückliche zweite Zyklushälfte. Alles, was dir einfällt und von dem du der Meinung bist, dass es genau auf dich zutrifft. Keine Sorge, ein MoodBoard kann man nicht falsch machen. Du wirst bei der Gestaltung nur noch mehr über dich erfahren.

Notiere dir deine negativen Gedanken, und versuche, sie ins Positive umzuwandeln. Auch diese schreibst du auf dein MoodBoard, sodass du sie immer vor dir hast und daran erinnert wirst. Das MoodBoard sollte später einen Platz bekommen, an dem es präsent ist. Nutze das Board zur ständigen Weiterentwicklung. Ein MoodBoard ist nie starr, sondern verändert sich mit dir. Es ist ein bisschen wie Tagebuchschreiben, nur kreativer.

Have Fun!

Beispiel eines negativen Gedankens:

»Mein Leben ist schwer und anstrengend, nichts fühlt sich richtig schön an.«

Positive Umwandlung:

»Mein Leben ist leicht, und folgende Dinge können mir dabei helfen, es weiterhin mit Leichtigkeit genießen zu können: Jeden Morgen werde ich mir darüber bewusst, was ich an meinem Leben liebe. Jeden Tag möchte ich mich auf eine Sache fokussieren, welche mir Freude bringt. Ich möchte tolle und positive Menschen um mich haben, die mich inspirieren.«

Und los geht's

Hol dir ein paar Bastelutensilien (Schere, Plakat, Zeitschriften, Aufkleber, Sprüche, bunte Stifte, Kleber). Such dir einen bequemen Platz, hol dir eine Tasse Tee, und mach dir eine Kerze oder Duftlampe an. Geh für ein paar Minuten in dich, und stelle dir folgende Fragen:

Was möchtest du im nächsten Zyklus anders machen?
Stell dir dich vor:
Die zweite Zyklushälfte beginnt, wie möchtest du dich fühlen?
Welche Emotionen möchtest du haben? Zufriedenheit?
Innere Ruhe? Selbstvertrauen?

Notiere all diese Wörter oder vielleicht auch ganze Sätze auf deinem MoodBoard! Was bedeuten diese Aussagen für dich? Fühl dich in die einzelnen Emotionen hinein. Wie fühlt es sich für dich an, mehr Selbstvertrauen zu haben? Wie fühlt sich innere Ruhe an, und gibt es Dinge, die du dazu benötigst, wie beispielsweise eine angenehme Umgebung, Wärme, einen bestimmten Duft? Nutze all deine Sinnesorgane, um dich in diese Emotion hineinzufühlen, und notiere sie auf deinem MoodBoard.

Lass dich leiten: Nun blättere etwas durch deine Zeitschriften. Was inspiriert dich? Vielleicht siehst du Bilder von Sportarten oder einem Urlaubsziel, wo du schon immer mal hinwolltest? Schneide es aus, und klebe es auf dein Board. Stück für Stück wird sich dein Board füllen. Du musst nicht alles an einem Tag machen. Nimm dir Zeit dafür, immer wenn dir danach ist.

Bringe dein MoodBoard an einen Platz, wo du es immer siehst, sodass du dir jeden Tag bewusst darüber wirst, was deine Visionen sind, wie du dich in deinem Leben fühlen möchtest.

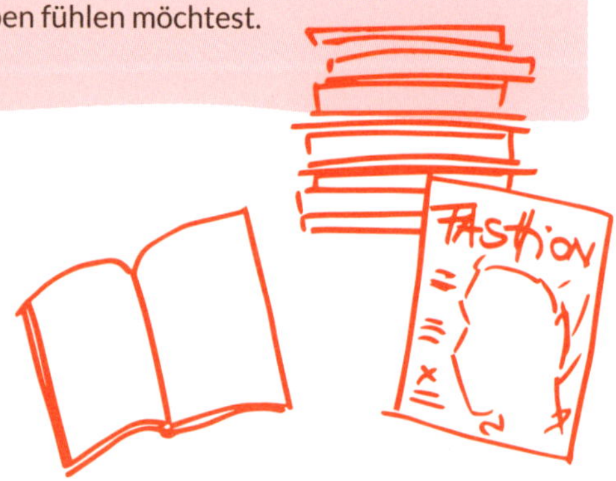

DENK DARAN:
Du hast es in der Hand!

MOODBOARD

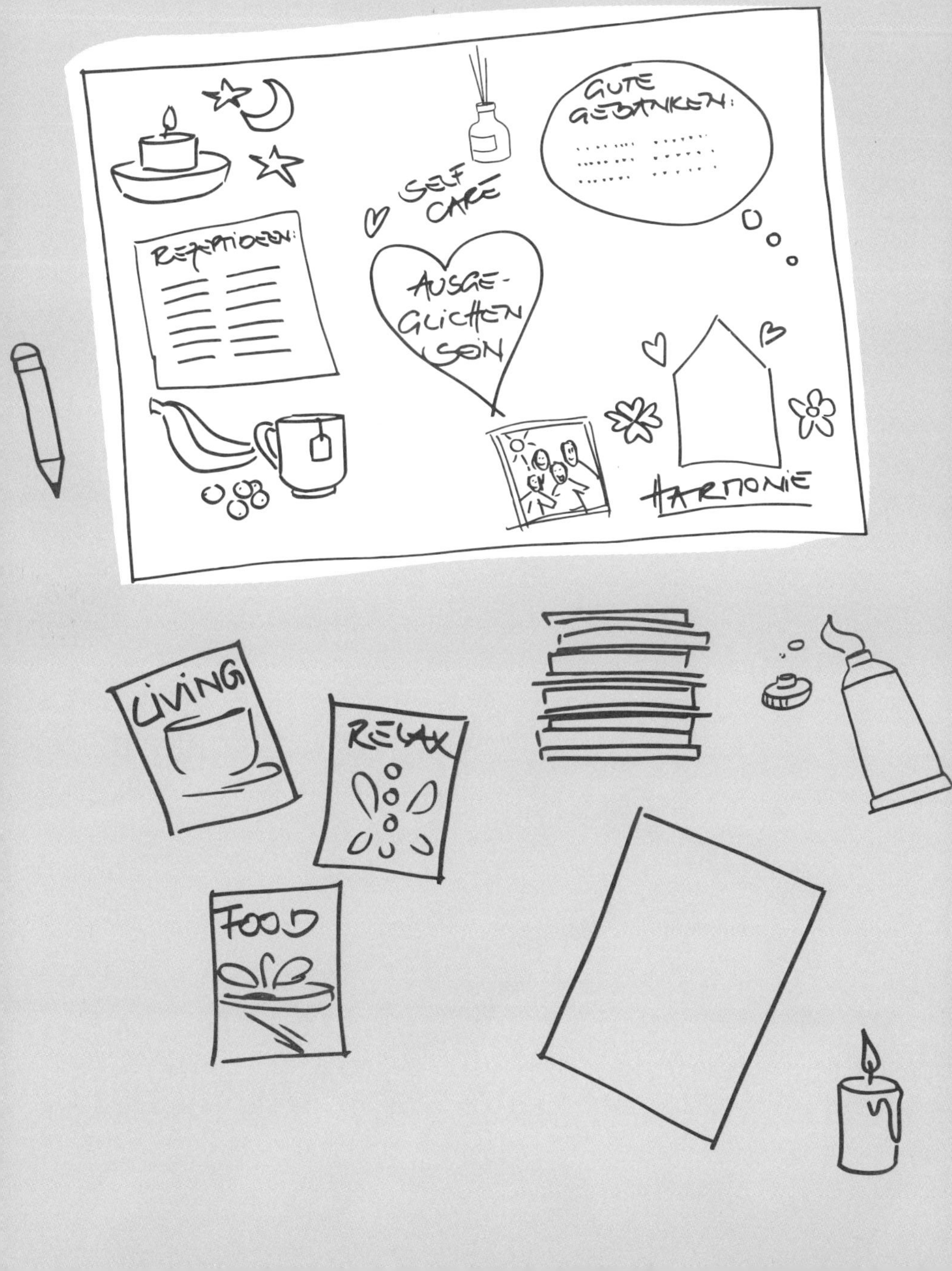
GUTE GEDANKEN:
SELF CARE
REZEPTIDEEN:
AUSGE-GLICHEN SEIN
HARMONIE
LIVING
RELAX
FOOD

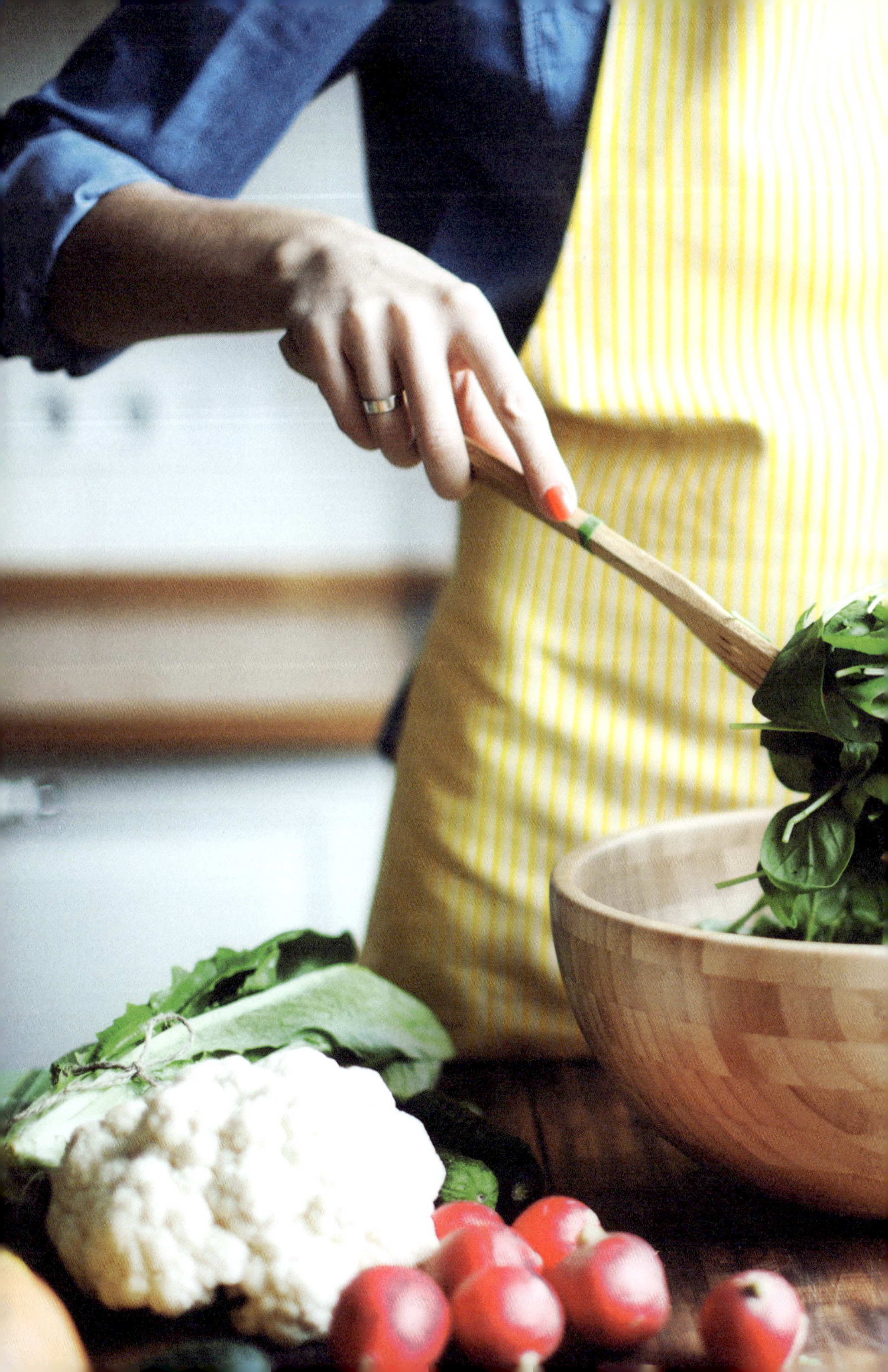

UMSETZEN

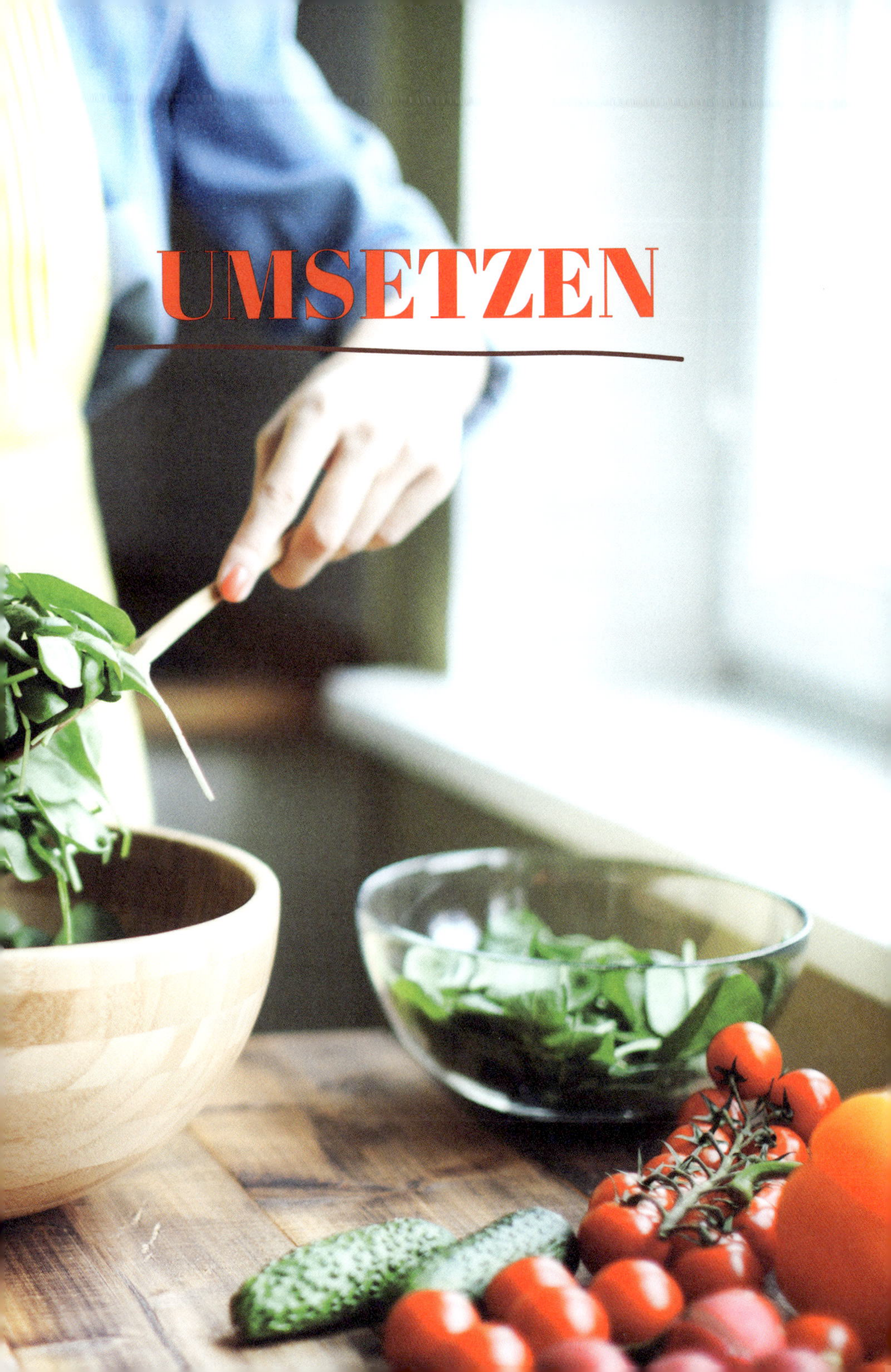

Die Zyklusphasen und wie wir sie besser nutzen können

Gehen wir nochmals tiefer auf die einzelnen Emotionen während des Zyklus ein. Wenn ich Frauen nach ihrem weiblichen Zyklus frage, kommt als Antwort recht schnell, dass die Phase vor der Periode anstrengend und die Zeit mit der Periode einfach nur nervig ist. Man bekommt so den Eindruck, als wäre die Menstruation eher eine Belastung für die Frauen, als würde sie sie einengen und negativ beeinflussen.

Die Natur hat uns unseren weiblichen Zyklus nicht geschenkt, damit wir uns von ihm kontrollieren lassen oder darunter leiden. Wir können sehr stolz darauf sein, eine Frau mit einem Zyklus zu sein, denn dieser bringt unfassbar tolle Facetten mit sich. Es wird Zeit, dass wir diese Facetten für uns nutzen. Im Folgenden möchte ich dir erklären, wie du dein Leben, deine Nahrung und deine körperliche Betätigung am besten auf deinen Zyklus ausrichten kannst.

> **Wie bei allem im Leben geht es nur darum, wie wir damit umgehen und es für uns annehmen. So auch beim weiblichen Zyklus. Wir können darunter leiden oder die starken und schwachen Tage eines Zyklus positiv nutzen.**

Menstruation (Tag 1 bis 6) – Phase der Ruhe

Die Periode dauert üblicherweise 4 bis 6 Tage an und kann mal stärker und mal schwächer ausfallen. In dieser Phase fällt das Progesteron ab, und das nicht befruchtete Ei wird gemeinsam mit der Gebärmutterschleimhaut durch die Periode ausgeschieden. Der Körper wird sozusagen vom alten Zyklus befreit und macht sich bereit für den neuen. Östrogen steigt nochmals kurz an und fällt dann ab. Dem Hypothalamus in unserem Gehirn wird signalisiert, dass ein neuer Zyklus startet.

Die Menstruation kann unserem Körper ganz schön viel Energie rauben. Es werden mehr Vitalstoffe benötigt als sonst im Zyklus, und durch den Abbau der Gebärmutterschleimhaut können Muskelkontraktionen Krämpfe im Unterleib auslösen. Diese Krämpfe können teilweise bis in den unteren Rücken gehen. Schwere müde und kribbelnde Beine sind in dieser Zeit ebenfalls eine Begleiterscheinung. Außerdem fühlen wir uns durch den Energieverlust häufig schlapp und müde.

Während der Menstruation ist die Kommunikation zwischen rechter und linker Gehirnhälfte am aktivsten, aktiver als sonst überhaupt innerhalb eines Zyklus. Die meisten Frauen hinterfragen hier viel. Sie würden gern alles analysieren, besprechen und planen. Zieht der Partner da nicht sofort mit oder sieht es eventuell anders, kann es schnell zu Reibereien kommen. Aufgrund dieser starken Kommunikation zwischen der rechten und linken Gehirnhälfte haben wir Frauen während der Menstruation die engste Verbindung zu unserem Bauchgefühl. Häufig drücken wir dieses Gefühl weg, doch wir sollten lernen, uns mehr darauf einzulassen. Nicht selten kommen bei Frauen während der Blutung immer wieder dieselben Ängste, Sorgen und Gedanken auf. Wir sollten gerade diese Phase nutzen, um all diesen Gedanken Raum zu geben und dahinterzublicken.

Wir Frauen wollen alles regeln, jeder Situation und jedem Menschen gerecht werden und nehmen uns oft nicht genügend Zeit für uns selbst. Die Zeit der Periode ist dafür aber genau richtig. Baue dir ganz bewusst eine »Me-Time« ein, wo es nur um dich geht. Ob das eine Massage ist, ein Saunagang oder auch einfach nur ein gutes Buch und eine Tasse Tee. Genau das braucht unser Körper in dieser Phase. In keiner anderen Zeit innerhalb des Zyklus stehen wir uns selbst so nah.

Die Menstruation kann uns auch tolle neue Chancen bringen, neue Ideen. Nur mit der Umsetzung sollten wir noch ein paar Tage warten, das wäre besser für die erste Zyklushälfte, da, wo auch die Energie wieder ansteigt. Notiere dir all diese Ideen, und sieh den Beginn deines neuen Zyklus als Neubeginn. Es wird alles wieder auf Anfang gesetzt, und genau diese Pläne und Strukturen können wir am besten während der Periode festziehen.

Die richtige Ernährung

Besonders gut für diese Phase sind komplexe Kohlenhydrate und Proteine. Sie helfen dem Körper dabei, den Blutzuckerspiegel zu regulieren und keine starken Schwankungen, welche uns zu Heißhungerattacken führen können, auszulösen. Der Schlüssel liegt darin, es erst gar nicht so weit kommen zu lassen. Wenn wir dem Körper ausreichend energiereiche Nahrung zuführen, bekommen wir auch keine Probleme mit Heißhunger.

Warme Suppen und Eintöpfe sind perfekt für die Menstruationszeit und sind auch optimal zum Vorkochen und Einfrieren, damit du dir während der Periode keinen großen Stress beim Einkaufen und Kochen machen musst.

Während der Periode verliert der Körper mehr Nährstoffe als sonst in einer Zyklusphase. Nutze die Periodenzeit, um diese Nährstoffe aufzufüllen. Besonders wichtig sind dabei Magnesium, Eisen, Calcium und Zink. Gerade tierische Produkte sollte man in der Menstruationszeit vermeiden, dafür gibt es zwei Gründe. Zum einen benötigt der Darm mehr Energie zur Verdauung tierischer Produkte, und zum anderen enthalten sie die Arachidonsäure, welche zur Entstehung von Prostaglandinen beitragen kann. Prostaglandine sind die Ursache, warum wir während der Periode starke Schmerzen spüren und teilweise auch Durchfall bekommen. Besser wären hier pflanzliche Produkte wie zum Beispiel Hafer- , Mandel - oder Kokosmilch. Um trotzdem auf deinen gewünschten Proteingehalt zu kommen, kannst du Linsen, Erbsen oder Bohnen essen. Sie liefern wie Fleisch wichtige Aminosäuren. Solltest du die Mengen nicht verzehren können, kann ein pflanzlicher Proteinshake auch eine Ergänzung sein.

Gerade während der Periode sollte man häufige Mahlzeiten am Tag meiden und eher selten, dafür aber größere Portionen essen. Der Grund dafür ist, dass die Hormone Inulin und Insulin die Rezeptoren in der Gebärmutter besetzen, die normalerweise von Prostaglandinen besetzt werden sollten. Inulin und Insulin werden durch starke Blutzuckerschwankungen ausgeschüttet, welche durch häufiges Essen am Tag verursacht werden. Die Prostaglandine können sich dann nicht mehr andocken und fließen ungebunden im Blut herum, was Menstruationsschmerzen auslöst.

Besonders zu empfehlen:

- Avocados
- Blaubeeren
- Buchweizen
- Cranberrys
- Datteln
- Dulse (Algenflocken)
- Grünkohl
- Kidneybohnen
- Lachs
- Leinöl
- Rohkakao
- Quinoa
- Rote Bete
- Spirulina
- Wakame
- Wassermelonen
- Zimt

Self Care

Leichte Übungen wie Dehnung, Yoga und Spaziergänge sind super, um den Körper auf sanfte Art und Weise mit Energie zu versorgen. Nutze die Zeit der Periode, um in deine innere Ruhe zu finden, und vermeide Streitereien und tiefer gehende Entscheidungen. Diese Dinge kann man vielleicht auch um ein paar Tage verschieben.

Genauso, wie wir die alte Gebärmutterschleimhaut loslassen, können wir uns in der Zeit der Periode auch von alten Mustern lösen. Werde dir deiner Energieräuber und negativer Glaubenssätze bewusst und versuche, sie aufzulösen. Jetzt ist die beste Zeit für alles, was mit deiner Seele zu tun hat.

Notiere dir diese Gedankengänge. Welche Sorgen kommen auf? Sind es dieselben, die schon letzten Zyklus während der Periode hochkamen? Eventuell steckt ein negativer Glaubenssatz dahinter. Nicht selten ist der bereits in früher Kindheit entstanden und kommt dann alle vier Wochen in der Regel wieder hoch. Gegen diese Glaubenssätze kann man etwas unternehmen. Schreibe dir die Gedanken auf, und versuche, Zusammenhänge zu finden, welche Emotionen du in dieser Phase erlebst. Fühlst du dich nicht gut genug, oder willst du dich zu sehr kontrollieren? Fühlst du dich mit allem allein gelassen und einsam? Jede Frau kann unter unterschiedlichen Glaubenssätzen leiden. Sobald man diese identifiziert hat, kann man sie ins Positive umwandeln. Sage dir den neuen positiven Glaubenssatz mehrmals am Tag. Später im Buch (Seite 128 ff.) gehen wir nochmals tiefer auf die Methodik ein.

> **Negativer Glaubenssatz: »Ich bin das nicht wert.«**
>
> **Positiver Glaubenssatz: »Ich bin mir das wert.«**

Du leidest unter starken Menstruationsschmerzen?

Dann ist das ein Signal deines Körpers, dass etwas aus dem Gleichgewicht geraten ist. Wichtig ist, dass du die Ursache dahinter findest und diese Schmerzen nicht einfach akzeptierst. Ein gesunder und natürlicher Zyklus zwingt uns nicht, während der Periode Schmerztabletten zu nehmen oder gekrümmt im Bett zu liegen.

Such dir die Beratung eines Heilpraktikers, der sich auf Frauengesundheit spezialisiert hat. Die Periode zeigt uns häufig, wie wir innerhalb eines Zyklus mit uns umgegangen sind. Leidet dein Darm eventuell unter Entzündungen? Fehlen dir bestimmte Nährstoffe? Lass deine Vitalstoffe checken, und fülle sie gegebenenfalls auf. Oft kann Magnesium bei starken Menstruationsschmerzen schon sehr gut helfen. Auch ätherische Öle können dir bei akuten Beschwerden helfen, die Krämpfe zu lindern. Zum Beispiel: Muskatellersalbei, Ylang Ylang, Lavendel und Rosengeranie.

FAZIT: Die beste Zeit für …

- nährstoffreiche Lebensmittel mit Eisen, Zink, Calcium und Magnesium
- warme Eintöpfe
- größere Abstände zwischen den Mahlzeiten
- neue Ideen sammeln
- Bauchgefühl wahrnehmen
- dem Körper Ruhe gönnen
- negative Glaubenssätze in positive umwandeln
- Massage oder Saunagang gönnen
- mit dem Partner kuscheln
- ätherische Öle wie Lavendel und Weihrauch
- Übungen wie Yoga, Tai-Chi oder Meditation
- Gedanken aufschreiben, Journaling (Seite 131 ff.)
- Kleiderschrank ausmisten und sich von alten Dingen lösen

Erste Zyklusphase (Tag 7 bis 12) – Phase der Kreativität

Die Länge eines Zyklus kann bei jeder Frau unterschiedlich verlaufen. So haben manche Frauen einen 26-Tage-Rhythmus und manch andere 35 Tage. Das ist vollkommen okay, auch dass der Zyklus nicht jeden Monat gleich lang ist, gehört zur Natur der Frau. Das ist immer davon abhängig, wie wir uns ernähren oder wie viel Stress wir haben. So kann sich natürlich auch die Länge der ersten Zyklusphase verändern.

Durch die Ausschüttung von Östrogen werden Serotonin und Dopamin angekurbelt, und das führt dazu, dass die Phase der Kreativität anbricht. In der Follikelphase erreicht unser Körper sein höchstes Energielevel, in keiner anderen Phase haben wir so viel Energie und Kraft. Nun kommt die Zeit der Umsetzung. Nutze die Power, die du nun hast. Am besten trifft man jetzt Entscheidungen, startet Projekte, setzt sich Ziele.

Auch Präsentationen oder das Sprechen vor Publikum fällt einem in dieser Phase weitaus leichter als sonst. Das hängt häufig damit zusammen, dass wir uns nicht nur attraktiver und schöner fühlen, sondern auch mehr Selbstbewusstsein haben. Nutze diese Phase auch, um offen für Neues zu sein, lerne neue Menschen kennen, starte den ersten Tag im neuen Job. Du möchtest deine Ernährung umstellen, neue Pflegeprodukte ausprobieren? Dann ist jetzt die beste Zeit dafür.

Du möchtest neue Sportarten austesten? Auch dafür ist nun der perfekte Moment. Eigentlich sind in der ersten Zyklusphase keine Grenzen gesetzt. Genieße das Leben, und mache das, was dir Spaß macht. Wenn du es in der Hand hast, dann lege bewusst Entscheidungen oder wichtige Termine in diese Phase, du bist dann voller Energie, und keiner kann dich stoppen.

Die richtige Ernährung

Da sich in der Follikelphase die Gebärmutterschleimhaut aufbaut und mit Nährstoffen ausgestattet wird, sollte man hier auf die richtigen Nährstoffe achten: Eisen, Folsäure, Selen, Zink sowie wichtige Vitamine wie A, C, E, B_3 und B_5.

Genauso wichtig wie die Vitamine sind die Makronährstoffe. Dazu zählen Kohlenhydrate, Fette und Proteine. Sie sind für uns lebensnotwendig und unterstützen unter anderem unsere Hormonbildung und erzeugen Energie. Wenn du dir eine Mahlzeit gestaltest, solltest du immer darauf achten, dass du von allen drei Makronährstoffen etwas auf dem Teller hast. Eine Portion Süßkartoffeln (Kohlenhydrate) mit roten Linsen (Proteine) und Avocado (Fett) schmeckt nicht nur lecker und ist einfach zu machen, sondern liefert dir alle Makronährstoffe, um dein Energielevel in dieser Phase besonders zu unterstützen.

Kohlenhydrate:	**Proteine:**	**Fette:**
Amaranth	Bohnen	Avocado
Gemüse	Erbsen	Hering
Hirse	Fisch	Lachs
Kartoffeln	Fleisch	Olivenöl
Quinoa	Linsen	Sardinen
Vollkorn	Nüsse	Walnüsse
	Quinoa	

Was solltest du in der ersten Zyklusphase eher meiden? Achte darauf, dass du dir durch eine einseitige Ernährung nicht all die Energie wieder raubst. Lebensmittel wie Weißmehl und raffinierter Zucker schenken dem Körper keine Nährstoffe und lassen unseren Blutzuckerspiegel nur rasant ansteigen und dann schnell wieder abfallen. Bevorzuge lieber vollwertige Lebensmittel wie Vollkorn oder Pseudogetreide wie Amaranth und Quinoa. Auch Obst ist besser als raffinierter Zucker. Solltest du das Verlangen nach Zucker haben, greife lieber zu frischen Früchten oder Nusssnacks.

In dieser Phase sollte man außerdem seine Leber unterstützen, denn sie ist es, welche unter anderem Östrogen abbaut. Funktioniert das aufgrund einer Überbelastung nicht, kann es zu hormonellen Beschwerden führen. Die Leber unterstützt man am besten mit Bitterstoffen, da dadurch die Produktion der Gallensäure angekurbelt wird.
Bitterstoffe findet man beispielsweise in: Artischocken, Chicorée, Enzian, Löwenzahn, Tausendgüldenkraut.

Besonders zu empfehlen:

- Algen
- Aprikosen
- Artischocken
- Avocados
- Beeren
- Blattgemüse, grünes
- Bohnen
- Brokkoli
- Cashewnüsse
- Erbsen
- Feigen
- Gerste
- Granatäpfel
- Grapefruit
- Hafer
- Hanfsamen
- Heidelbeeren
- Himbeeren
- Ingwer
- Karotten
- Kurkuma
- Leinsamen
- Linsen
- Mohn
- Pilze
- Pinienkerne
- Quinoa
- Radieschen
- Süßkartoffeln
- Tomaten
- Urdinkel
- Vanille
- Walnüsse
- Zimt

Self Care

Diese Zeit kann man optimal für neue Sportarten und Aktivitäten nutzen. Power dich mal so richtig aus. Sport hat nicht nur einen positiven Effekt auf unseren Kreislauf und das Körpergefühl, sondern auch auf unsere Stimmung.

Die erste Zyklusphase ist auch eine tolle Möglichkeit, sich Ziele zu setzen. Was möchtest du erreichen? Was ist dir wichtig? Notiere dir diese Gedanken, und überlege dir gleich die ersten Maßnahmen, wie du deine Wünsche verfolgen kannst.

Du bist jetzt durchströmt mit Energie und Kreativität, diese kannst du nicht nur in deinem Privatleben nutzen, sondern auch im Job. Lege Projekte, wenn möglich, in diese Phase. Und auch der soziale Aspekt, wie Freunde treffen oder neue Bekanntschaften schließen, ist in der Follikelphase optimal auszuleben. Du fühlst dich wohl in deinem Körper, und das zeigst du auch gern nach außen, perfekt, um neue Kontakte zu knüpfen.

FAZIT: Die beste Zeit für …

- wichtige Entscheidungen
- konkrete Pläne umsetzen
- Ziele setzen
- Rausgehen und Freunde treffen
- neue Sportarten austesten
- Pflegeprodukte ändern und neue austesten (die Haut verzeiht in dieser Phase am meisten)
- Friseurbesuch oder andere Beauty-Programme
- auf die Nährstoffe achten
- Leber mit Bitterstoffen unterstützen

Eisprung (Tag 13 bis 16) – Phase der Aktivität

Wenn sich der Tag des Eisprungs nähert, produziert der Körper mehr Östrogen und Testosteron, denn die Natur möchte jetzt, dass wir uns fortpflanzen. Dafür benötigen wir ein Sexualverlangen, welches durch Testosteron angekurbelt wird. In der ersten Zyklusphase steckt man schon voller Energie, aber zum Eisprung hin entdecken sich viele Frauen nochmals komplett neu. Durch das Östrogen wird mehr Wasser und Kollagen in die Haut gepumpt, was sie strahlend und straff erscheinen lässt.

Diese Phase ist die perfekte Zeit für ein erstes Date. Doch Achtung! Wir befinden uns natürlich nun auch in der fruchtbarsten Phase, also an die Verhütung denken, wenn man nicht schwanger werden möchte. Übrigens wäre jetzt auch ein guter Zeitpunkt, um nach neuen Aufgabenbereichen oder einem höheren Gehalt beim Chef zu fragen. Der Grund liegt darin, dass wir jetzt wissen, was wir können und zu uns stehen.

Die richtige Ernährung

Da nach dem Eisprung die zweite Zyklusphase anbricht und viele Frauen dort erste hormonelle Beschwerden entwickeln, kann man schon in der Eisprungphase vorbeugen. Besonders wichtig ist dabei, den Darm und die Leber zu unterstützen. Dies erreicht man am besten mit fermentierten Lebensmitteln und vielen Ballaststoffen.

Besonders zu empfehlen:

- Auberginen
- Birnen
- Blumenkohl
- Brokkoli
- Datteln
- Flohsamenschalen
- Gurken
- Himbeeren
- Joghurt
- Johannisbeeren
- Kefir
- Knoblauch
- Kürbis
- Leinsamen
- Miso-Suppe
- Nüsse
- Paprika
- Pfirsiche
- Rosenkohl
- Rotkohl
- Sauerkraut
- Schnittlauch
- Spargel
- Spinat
- Süßkartoffeln
- Tempeh
- Tomaten
- Zwiebeln

Self Care

Dazu gibt es gar nicht viel zu sagen, außer: Genieße diese Zeit ganz besonders. Du fühlst dich sexy, dann zeige es. Du fühlst dich positiv, dann teile das mit deinen Mitmenschen. Auch für die Partnerschaft ist die Eisprungzeit eine sehr aufregende Phase. Man fühlt sich sehr zueinander hingezogen und ist offen für Neues. Nutze diese Zeit mit deinem Partner, unternehmt was Tolles miteinander, und lasst die Abendstunden gemeinsam ausklingen.

Einen ganz besonderen Vorteil haben wir während des Eisprungs ebenfalls, wir entwickeln unfassbar gute Kommunikationsskills und sind schlagfertiger als sonst im Zyklus. Das bedeutet, Gehaltsverhandlungen, Bewerbungsgespräche oder wichtige Entscheidungen sollte man definitiv auf diese Zeit legen. Du wirst davon enorm profitieren!

FAZIT: Die beste Zeit für …

- fermentierte Lebensmittel
- grünes Gemüse und rote Beeren
- Dates
- aktionsreiche Aktivitäten
- Präsentationen
- Gehaltsverhandlungen oder Bewerbungsgespräche
- Struktur und Planung
- wichtige Termine
- unangenehme Gespräche, die man lange vor sich hergeschoben hat
- Sex, man spürt ihn nun am intensivsten

Zweite Zyklusphase (Tag 17 bis 34) – Phase der inneren Kraft

Diese Phase, auch Lutealphase genannt, beginnt unmittelbar nach dem Eisprung. Das luteinisierende Hormon (LH), das den Eisprung auslöst, ist dafür verantwortlich, dass sich unmittelbar danach aus dem Follikel der Gelbkörper bildet, in dem dann das Hormon Progesteron gebildet wird.

Für viele Frauen beginnt nun die »dunkle Seite« ihres Zyklus. Dabei ist diese Phase genauso wertvoll wie die erste Hälfte, nur eben anders. Der Energiehaushalt geht zurück. Frauen, die nicht *mit* ihrem Zyklus leben, sehen diese Phase eher als belastend, sie können nicht so aktiv Sport machen wie noch vor einer Woche und merken, dass sie weniger Kraft haben. Schon allein das kann ausreichen, um die zweite Zyklushälfte als sehr negativ anzusehen. Dabei ist die zweite Hälfte dafür da, wieder mehr in uns zu kehren. Die Zeit, nach außen zu leben und Action zu haben, ist nun vorbei oder einfach nicht mehr Prio eins. Es wird also Zeit, dass wir uns wieder etwas mehr Zeit für uns und unser Inneres nehmen.

In der Lutealphase fühlen wir uns eher zu Hause wohl und machen es uns dort auch gern gemütlich. Einige Frauen putzen ihre Wohnung gründlicher und entwickeln einen regelrechten »Putzflash«. Nur selten können viele in dieser Zeit Unklarheiten ertragen. Viel Spontaneität kann und sollte man von einer Frau in dieser Phase nicht erwarten.

Auch wenn sich das alles erst mal belastend und negativ anhört, es ist alles andere als das, es ist einfach nur *anders* als in der ersten Zyklushälfte. Wenn wir aber beginnen, diese Phase und ihre Vorteile *zu leben*, dann werden wir sehr schnell merken, dass wir auch in der letzten Phase davon profitieren können.

Dazu muss ich nochmals erwähnen, dass wir dann von »starken Stimmungsschwankungen« sprechen, wenn wir uns plötzlich selbst nicht mehr kennen und von einer Sorge in den nächsten negativen Gedanken rutschen. Es ist vollkommen normal, wenn wir in dieser Phase anders denken, Dinge eher hinterfragen oder auch mal traurig sind. Aber nur, wenn wir uns erklären können, woher die Stimmungsveränderung plötzlich kommt.

Die richtige Ernährung

Magnesium ist jetzt besonders hilfreich, dieses findet man hoch dosiert in Erbsen und Bohnen. Außerdem ist Vitamin B_6 besonders wichtig, welches zum Beispiel in Walnüssen, weißen Bohnen, Kichererbsen und Bananen zu finden ist, und Vitamin E in Himbeeren, Wirsing und Mandeln. Auch Leber spielt in der zweiten Zyklushälfte eine wichtige Rolle, denn diese ist unter anderem dafür da, überschüssiges Östrogen im Blut abzubauen. Das kann sie aber nur, wenn sie nicht überlastet ist. Unterstützen kann man die Leber mit Bitterstoffen, wie schon in der ersten Zyklusphase beschrieben.

Besonders zu empfehlen:

- Artischocken
- Bananen
- Bohnen, weiße
- Enzian
- Erbsen
- Himbeeren
- Kichererbsen
- Löwenzahn
- Mandeln
- Mangold
- Spinat
- Walnüsse
- Wirsing

Self Care

Bewegung ist auch in der zweiten Zyklushälfte von Vorteil, aber jetzt darf man etwas vom Gas gehen. Besonders kann ich dir einen Waldspaziergang ans Herz legen. Es ist nicht nur die Bewegung und die frische Luft, die uns guttun, sondern auch die ruhige aber kraftvolle Energie der Bäume, von der wir gerade in der zweiten Zyklusphase besonders profitieren können.

Yoga und Pilates sind sehr sanfte Entspannungsmethoden, die sich nun gut für dich eignen. Auch eine Meditation mit einer Atemübung ist sehr hilfreich für unser Nervensystem und verhilft zu mehr Entspannung.

Durch den Anstieg von Progesteron in der zweiten Zyklushälfte schafft unser Gehirn eine intensivere Kommunikation mit unserem Unterbewusstsein. So kann es passieren, dass plötzlich Dinge in dir hochkommen, die schon lange in deinem Unterbewusstsein festsitzen. Das können Traumata aus der Kindheit sein oder einfache Erlebnisse, die dich geprägt haben. Das ist völlig normal, und sie treten nur dann an die Oberfläche, wenn sie herausmöchten. Nutze die innere Kraft in der zweiten Zyklusphase, um diesen Dingen in einer Meditation auf den Grund zu gehen.

Für eine Meditation brauchst du nur einen ruhigen Ort und vielleicht eine leichte Klangmusik wie Waldgeräusche oder Meeresrauschen. Lege die rechte Hand auf deinen unteren Bauch, und atme tief in die Hand hinein und mit einem langen Atemzug wieder aus. Nun lasse dich auf die Emotionen ein, die hervortreten. Das Unterbewusstsein meldet sich meist nur in Ruhe. Schau, was dir dein Körper und dein Unterbewusstsein mitteilen wollen, lass auch Bilder zu, welche dir in den Kopf kommen. Sei liebevoll zu deinem Körper, und verabschiede dich in Gedanken von den Bildern oder Sätzen.

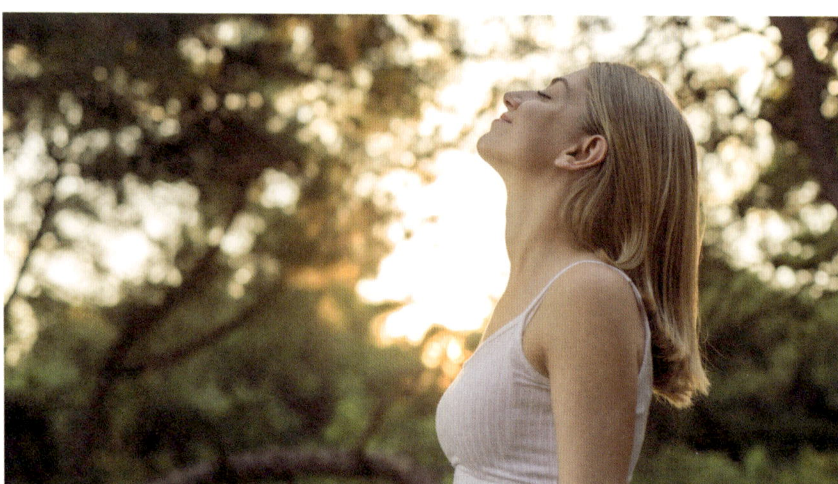

Atemübung für die zweite Zyklushälfte

Nimm deine bevorzugte Sitzstellung ein. Achte auf eine aufrechte und gleichzeitig entspannte Haltung.
Atme ruhig und langsam ein und aus. Forme mit der rechten Hand das Vishnu-Mudra und schließe mit dem Daumen das rechte Nasenloch. Beim Vishnu-Mudra werden Zeigefinger und Mittelfinger geschlossen zur Handfläche gebeugt, während sowohl der Daumen als auch der Ringfinger und der kleine Finger abgespreizt werden.

- Atme langsam, gleichmäßig und vollständig durch das linke Nasenloch ein, und zähle dabei bis 5. Achte dabei besonders auf eine tiefe Atmung.
- Schließe mit dem Ringfinger das linke Nasenloch, löse dann den Daumen vom rechten Nasenflügel, und atme langsam, bis 10 zählend, durch das rechte Nasenloch aus.
- Atme wieder, bis 5 zählend, durch das rechte Nasenloch ein.
- Atme durch das linke Nasenloch aus und zähle dabei bis 10.

Diese Atemtechnik kannst du ganz bequem morgens oder auch abends vor dem Schlafengehen ausführen.

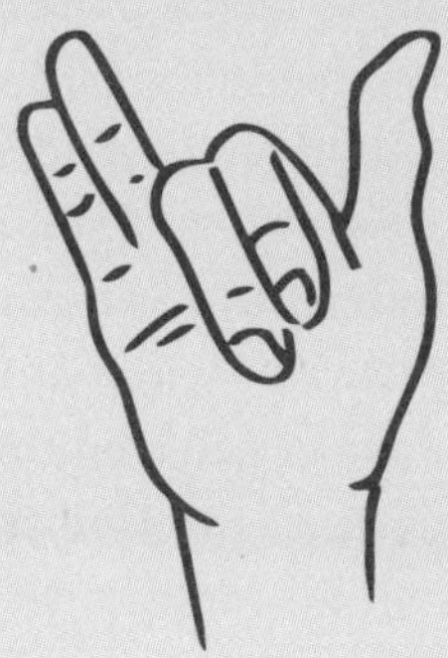

FAZIT: Die beste Zeit für …

- Analyse (Daten und Fakten erarbeiten)
- moderates Training, wie Waldspaziergang, Yoga, Meditation
- auf die Ernährung achten
- Leber mit Bitterstoffen unterstützen
- Blutzuckerschwankungen vermeiden
- schöne und positive Gespräche
- Achtsamkeitsübungen
- Journaling (ist wie ein Tagebuch, in dem man seine Gedanken aufschreibt und diese sozusagen loslässt; wie du das Journaling genau anwenden kannst, findest du ab Seite 131)
- positive Erlebnisse schaffen und auf die negativen (wie mediale Berichterstattungen) verzichten
- ätherische Öle wie Muskatellersalbei, Rosengeranie, Lavendel und Urzitrone
- das Zuhause aufräumen und sich eine Wohlfühloase einrichten

Wie man sieht, passiert ganz schön viel im Zyklus einer Frau. Aber es liegt an unserer inneren Einstellung, *wie* wir auf die Dinge eingehen. Natürlich können wir die zweite Zyklushälfte und Menstruation verteufeln, aber wohin führt uns das als Frau? Wieso sollen wir ihre Vorteile nicht nutzen? Genau das ist besonders wichtig für uns und der Schlüssel zu unserer Weiblichkeit.

> **Die eine Seite der Medaille ist nichts ohne die andere, eigentlich ist es ganz einfach: Wichtige Entscheidungen oder Situationen, in denen Aktivität oder ein klarer Kopf notwendig sind, sollte man lieber in der ersten Zyklusphase angehen. Den Höhepunkt, also unseren Eisprung, können wir für Situationen nutzen, wo wir besonders selbstbewusst und tough auftreten wollen. Brauchen wir aber Daten und Fakten und eine ruhige Zeit, um richtig und präzise zu analysieren, dann eignet sich dafür die zweite Phase des Zyklus perfekt. Und abschließend für einen wundervollen Zyklus können wir die Menstruation nutzen, um das Alte loszulassen und uns mit dem eigenen Bauchgefühl und unserer Intuition zu verbinden.**

ZYKLUS-CODE KOMPASS

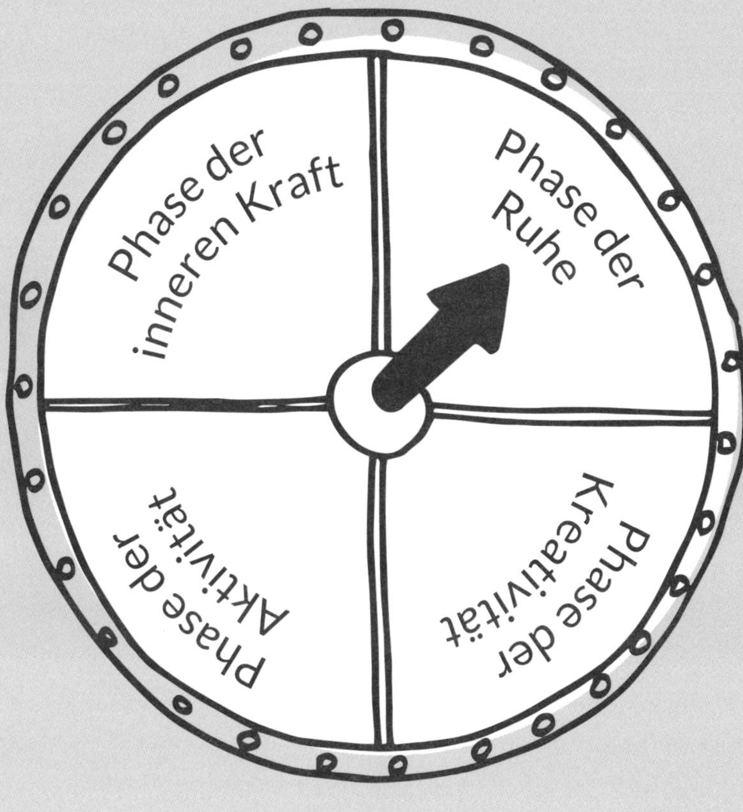

Der ganzheitliche Körper: drei Stressfaktoren

Was gehört alles zum ganzheitlichen Körper? Eigentlich könnte man diese Frage mit einem einzigen Wort beantworten: ALLES. Es ist nahezu unmöglich, lediglich *ein* Organ oder *einen* Prozess im Körper für die Stimmungsschwankungen verantwortlich zu machen. Genauso ganzheitlich wie unseren Körper müssen wir auch das Thema Stress betrachten.

Stress ist uns meist nur bekannt als Faktor, der uns unruhig macht, weil wir Druck auf der Arbeit haben, nicht wissen, wie wir unseren Haushalt und unseren Job unter einen Hut bekommen sollen, oder ein wichtiger Abgabetermin vor uns liegt. Doch Stress ist weitaus mehr als das, und so müssen wir zwischen drei wichtigen Faktoren unterscheiden:

- Chemischer Stress
- Körperlicher Stress
- Emotionaler Stress

Sie alle bringen unser Gehirn und den Körper aus dem Gleichgewicht. Wenn wir es schaffen, diese drei Faktoren bewusst wahrzunehmen und sie aktiv zu verbessern, bieten wir unserem Körper die notwendige Basis, sich selbst zu heilen.

Warum ist das so? Der menschliche Körper ist darauf gepolt, auf Gefahren zu reagieren, wie beispielsweise vor einem Tiger wegzurennen. Das steckt einfach in uns, und dieser Mechanismus hat einige unserer Vorfahren vor dem Tod gerettet. Sind wir also einer solchen gefährlichen Situation ausgesetzt, wird der Körper hundert Prozent seiner Energie in die Flucht stecken. Heute, Jahrtausende später, hat sich an der Reaktion des Körpers nichts verändert, das Stressvolumen allerdings schon. Nun ist es nicht mehr der Tiger, vor dem wir »flüchten«, sondern der Chef, der Partner, die Familie, die eigenen Kinder, die Behörde, die Rechnungen, die Arbeit, und, und, und.

Der Körper schüttet in all diesen Situationen Cortisol, Adrenalin und Noradrenalin aus. Ist man nun andauernd diesen Stressmomenten ausgesetzt, mobilisiert der Körper ständig unsere Energieressourcen. Diese zieht er sich aus dem Darm, der Leber, dem Immunsystem, dem Gehirn. Und was passiert dann? Der Körper kann nicht mehr richtig verdauen, Giftstoffe abbauen, Nährstoffe verwerten, und das Immunsystem ist beeinträchtigt – und das die ganze Zeit. Wie soll der Körper nun noch die Energie für eine ausgeglichene Stimmung aufwenden?

Chemischer Stress

Zu den chemischen Stressfaktoren gehören:

- Blutzucker
- Viren und Bakterien
- Entzündungen
- künstliche Hormone und Medikamente

So mutet eine einseitige Ernährung beispielsweise dem Darm, dem Immunsystem und auch der Leber eine extreme Belastung zu. Der Körper muss erst die Schadstoffe herausfiltern, und dann bleiben ihm nicht mehr die wichtigen Nährstoffe, die er aus der Nahrung ziehen kann. Er muss sie aber trotzdem verdauen, verwerten, speichern und weitergeben. Auch eine ständige Schwankung des Blutzuckerspiegels setzt den Körper einer enormen Belastung aus. Wenn wir unser Auto mit dem falschen Öl tanken, wird es nicht mehr lange fahren können, und so ähnlich geht es unserem Körper auch. Was wir essen, ist nicht nur die Basis für unsere Gesundheit, sondern auch essenziell, wenn es um die Linderung und Auflösung von Stimmungsschwankungen geht.

Blutzucker

Was für ein Auto das Benzin ist, das ist für unseren Organismus Zucker: der wichtigste Energielieferant. Der süße Treibstoff wird durch das Blut zu den Zellen transportiert. Jeder Mensch hat also Blutzucker. Damit wir jeglicher Gefahrensituation standhalten können, ist der Körper darauf ausgerichtet, dass ein bestimmter Wert des Blutzuckers nicht über- oder unterschritten wird. Spannend dabei ist, dass zu viel oder zu wenig Zucker im Blut Folgendes auslöst: Ängste, Verwirrtheit, Konzentrationsschwäche, Wut, Unruhe und Hibbeligkeit (Überzuckerung) und Weinerlichkeit (Unterzuckerung). Erkennst du den Zusammenhang? Genau diese Emotionen werden häufig auch von Frauen vor ihrer Periode genannt.

Nicolas Bolo und sein Team untersuchten an der Harvard University 19 junge Menschen.[27] Ein Teil von ihnen litt an Diabetes. Sie wollten einen Zusammenhang zwischen Depressionen und Blutzuckererkrankungen feststellen. Sie konnten tatsächlich nachweisen, dass Diabetiker anfälliger für die psychische Erkrankung sein können, und zwar aufgrund eines biologischen Prozesses im Gehirn. So soll der Anstieg des Blutzuckerspiegels einen direkten Einfluss auf die negative Stimmung haben. Und das aufgrund einer daraus entstehenden Störung der Gehirnregion, welche zuständig für Emotion und Selbstwahrnehmung ist. Bei den Diabetikern war der Effekt stärker ausgeprägt als bei den gesunden Probanden.

Hier zeigt sich wohl eine ähnliche Wirkung wie bei den zyklischen Sexualhormonen, welche sich ebenfalls auf diesen Bereich im Gehirn auswirken. Ob es eventuell nur eine indirekte Wirkung ist und durch den Blutzuckeranstieg eher Östrogen gepusht wird und das wiederum aufs Gehirn wirkt, ist aktuell unklar, aber eine mögliche Theorie.

Es gibt Nahrungsmittel wie Zucker und Weißmehl, die unseren Blutzuckerspiegel sehr stark ansteigen und abfallen lassen. Über den Tag verteilt bedeutet das immer wiederkehrende Schwankungen des Blutzuckerspiegels. Dadurch wird Glukose aus der Nahrung gezogen und über die Darmwand ins Blut übergeben. Der Körper greift dann sofort auf die Glukose zu, welche er für die Energiebereitstellung benötigt. Daraufhin produziert die Bauchspeicheldrüse Insulin, um einen Teil der Glukose in die Zellen zu transportieren und den anderen Teil in der Leber und den Muskeln für später zu speichern. Fällt der Glukoseanteil im Blut ab, wird vom Körper Adrenalin ausgeschüttet, und die Energie wird bereitgestellt. Das Adrenalin gelangt nun in die Blutlaufbahn und löst dort das Blutzucker-Problem. Da allerdings Adrenalin ausgeschüttet wurde, reagiert das Gehirn darauf, als wäre es eine Gefahrensituation.

Doch wo ist der genaue Zusammenhang mit unserer Stimmung? Forscher haben herausgefunden, dass sobald Adrenalin oder Cortisol im Körper vorhanden ist, die Rezeptoren, die eigentlich auf ihr Hormon Progesteron warten, bereits besetzt waren und das Progesteron sich nicht mehr andocken konnte.[28] Ein erhöhter Bedarf an Cortisol (also bei Stress) vermindert Progesteron, da ein Teil davon zu Cortisol umgewandelt wird, um die erschöpften Nebennieren zu unterstützen.

Wie machen sich ständige Blutzuckerschwankungen bemerkbar?

Häufig erkennt man das daran, dass man nach einer Mahlzeit total geschlaucht ist, sich kaum mehr konzentrieren kann und das Gefühl hat, man braucht einen Kaffee oder etwas Süßes, um die Situation zu überstehen. Im Volksmund nennt man das auch »das Mittagstief«. Genau in dieser Phase mangelt es dem Körper an Energie, und er verlangt nach Glukose.

Irgendwann haben wir ihn darauf konditioniert, dass er durch die Zufuhr von Kuchen, Keksen und Schokolade eben das bekommt, was er benötigt – und zwar Glukose, welche er dann in Energie umwandeln kann. Unserem Körper ist in dem Moment aber egal, *woher* die Energie kommt, Hauptsache sie ist da.

Es ist wichtig, dass wir den Körper »umkonditionieren«. Im Falle eines Energieverlustes können uns nicht nur Kekse und Schokolade helfen, sondern Obst, Gemüse oder komplexe Kohlenhydrate. Das Wissen tragen wir in uns, wir haben uns nur im Laufe der Zeit an etwas anderes gewöhnt. Viel wichtiger ist, dass wir es durch eine regelmäßige und ausgewogene Ernährung erst gar nicht so weit kommen lassen, in ein Energieloch zu fallen.

Bemerkst du, dass du in den Tagen vor der Periode mehr Gelüste nach Zucker und Süßigkeiten hast? Dann könnte das ein Anzeichen dafür sein, dass dein Blutzucker durcheinander ist und dadurch deine Stimmungsschwankungen ausgelöst werden.

→ **Mein Tipp: Werde dir bewusst darüber, was du isst, und notiere dir diese Lebensmittel, damit du einen Zusammenhang zu den auftretenden Stimmungsschwankungen erkennen kannst.**

Tipps für einen stabilen Blutzuckerspiegel

- Der Tag beginnt mit dem **Frühstück**, und da sollte man bereits darauf achten, was man zu sich nimmt. Nutze die Rezepte (Seite 152 ff.), um deinen Blutzuckerspiegel in einer natürlichen und normalen Kurve zu halten. Am besten besteht dein Frühstück schon aus einer Mischung aus Vitaminen und komplexen Kohlenhydraten (z. B. mit Haferflocken).
  Beginnen wir unseren Tag schon mit einem Schokocroissant, bekommt der Körper zwar schnell Energie, aber diese ist in Nullkommanix verbraucht. Bereits ein paar Stunden später wird neue Energie benötigt. Wir füttern den Körper dann mit Zucker oder Weißmehl und haben wenige Stunden später erneut dasselbe Problem. So kommen wir immer und immer wieder in diese Spirale.
- **Vermeide so gut wie möglich raffinierten Zucker,** und steige auf Alternativen um (z. B. Stevia, Birkenzucker, Kokosblütenzucker).
- **Vermeide Weizenprodukte:** Gebäck, Kuchen, Nudeln, weißer Reis.
- **Vermeide häufige Mahlzeiten** mit einem geringen Abstand, und achte eher auf größere Portionen, dafür aber genau festgelegte Mahlzeiten mit einem größeren Abstand.

Die richtigen Lebensmittel

- Bohnen allgemein
- Dinkel
- Erbsen
- Gemüse
- Gerste
- Gerstengras
- Hafer
- Haferflocken
- Heidelbeeren
- Himbeeren
- Hirse
- Karotten
- Kirschen
- Linsen
- Nüsse und Samen (Walnüsse, Cashewkerne, Haselnüsse, Mandeln, Sonnenblumenkerne, Kürbiskerne)
- Quinoa
- Reis, brauner
- Rote Bete
- Sojabohnen (Miso, Natto, Tempeh, Tofu)
- Süßkartoffeln
- Süßlupinen
- Vollkornprodukte

Viren und Bakterien

Geht es um Viren und Bakterien, spielt unser Immunsystem eine wichtige Rolle. Vielleicht kennst du diese Situation: Du hast viel Zeitdruck auf der Arbeit, und deine Haut reagiert sofort mit einer Allergie, Unreinheiten oder Ausschlägen auf den Stress. Ausgerechnet dann wirst du auch noch krank oder fühlst dich schlapp? Der Körper reagiert auf den Zustand unserer Psyche umgehend in Form von eindeutigen Signalen. Und da kommen wir wieder beim Cortisol und Stress an: Leiden wir zu lange unter Stress, beeinflussen die jeweiligen Hormone unsere Abwehrkräfte. Die Anzahl der Immunzellen sinkt, und wir werden anfälliger für Bakterien und Viren.

Das Immunsystem ist das Abwehrsystem des Körpers. Es schützt uns vor Krankheitserregern und Giften und hilft beim Heilen von Verletzungen. Solange die Abwehr reibungslos funktioniert, macht sich das Immunsystem nicht bemerkbar. Dabei arbeiten eine ganze Reihe unterschiedlicher Zellen zusammen und verbünden sich gegen fast jeden Krankheitserreger. Zu einer Erkrankung kann es aber kommen, wenn die Leistungsfähigkeit des Immunsystems geschwächt ist, wenn Krankheitserreger besonders aggressiv sind oder manchmal auch, wenn der Körper mit einem ihm bisher unbekannten Erreger konfrontiert wird.

Zum Immunsystem gehören ganze Organe und Organteile, aber auch einzelne Zellen. Daneben spielen eine Menge Botenstoffe eine Rolle. Die Haut und Schleimhäute, zum Beispiel von Nase, Rachen und Darm: Diese sind oft die Eintrittspforte für die Erreger, hier finden aber auch bereits erste Abwehrreaktionen statt. Die Lymphknoten und Lymphbahnen: Sie sind Sammelstellen und Transportwege für Abwehrzellen und Antikörper. Die Milz: Sie speichert die Abwehrzellen. Das Knochenmark: Es bildet die meisten Vorstufen und einige reife Abwehrzellen. Der Thymus: Hier reifen einige Abwehrzellen vollständig aus. Die Mandeln: Sie enthalten ebenfalls Abwehrzellen, die Antikörper bilden können.

Unser Immunsystem fährt auf ganz natürliche Weise während des Eisprungs bis zur Periode runter, damit die Spermien besser durchdringen können und nicht durch eine Immunabwehr abgewiesen werden. Dies ist ein Indikator, warum wir ausgerechnet in der zweiten Zyklushälfte unter Stimmungsschwankungen leiden.

Den Zusammenhang zwischen Immun- und Nervensystem erforschen Experten in der Psychoneuroimmunologie, und sie erreichen auch immer wieder bahnbrechende Ergebnisse. So haben sie beispielsweise herausgefunden, dass Botenstoffe der Nerven unser Immunsystem beeinflussen und genauso andersherum. Außerdem kann unser Nervensystem sogar Abwehrzellen produzieren, was bisher eigentlich nur Aufgabe des Immunsystems war. Aber es wird noch spannender: Das Immunsystem kann dafür auch Botenstoffe des Nervensystems produzieren. Dass die beiden in engem Zusammenhang stehen, kann man also nicht mehr leugnen, und dass die Psyche leidet, wenn der Körper krank ist (oder natürlich auch andersherum), steht damit außer Frage.

Wie schützt man sich am besten vor schädlichen Viren und Bakterien?

Natürlich können wir uns neben dem Aufbau unseres Darms auch auf andere Weisen vor äußeren Eindringlingen schützen. Wasche beispielsweise regelmäßig deine Hände, gerade wenn du in öffentlichen Bereichen unterwegs bist. Ein besonderer Bakterienüberträger sind oftmals die geliebten Haustiere. Achte darauf, dass sie dir nicht zu nahe ins Gesicht kommen und nicht mit im Bett schlafen. Auch das Waschen von konventionell angebautem Obst und Gemüse vor dem Verzehr kann hilfreich sein.

→ **Mein Tipp: Ätherische Öle wie Lavendel, Teebaum, Thymian und Zitronengras haben eine besondere antimikrobielle Wirkung und können Bakterien abtöten. Diese kann man beispielsweise zum Putzen verwenden oder auch als Wegbegleiter und natürliches Desinfektionsmittel.**

Tipps für ein gesundes Immunsystem

Es ist also besonders wichtig, dass wir darauf achten, unser Immunsystem nicht noch zusätzlich zu belasten und es ausreichend mit Nährstoffen und Antioxidantien, vor allen Dingen in der zweiten Zyklushälfte, zu versorgen. Die folgenden Dinge sollen dir dabei helfen, dein Immunsystem zu stärken.

Allgemeine Tipps

- keine Zigaretten
- entzündungshemmende Ernährung mit viel Obst und Gemüse
- kein Alkohol
- ausreichend Schlaf
- Vermeide so gut wie möglich Bakterien und Viren, indem du deine Hände regelmäßig wäschst.
- Reduziere deinen Stress.
- verringerte Mahlzeitfrequenz: zwei bis drei feste Mahlzeiten am Tag. Lieber seltener mehr essen, als häufig kleine Mahlzeiten zu sich zu nehmen.
- Bewegung vor dem Essen

Geeignete Lebensmittel

- Acerolabeere
- Avocados
- Basilikum
- Blaubeeren
- Bohnen, schwarze
- Gemüse, fermentiertes
- Granatäpfel
- Grapefruits
- Hagebutte
- Himbeeren
- Honig
- Ingwer
- Knoblauch
- Kohlgemüse: Brokkoli, Blumenkohl, Rosenkohl, Rotkohl
- Kurkuma
- Mandeln
- Orangen
- Pfeffer, schwarzer
- Sesam-Tahini
- Spinat
- Weintrauben, dunkle
- Zitronen

Entzündungen

Entsteht eine Entzündung im Körper, gilt für ihn Alarmstufe Rot. All seine Helferchen werden sofort darauf angesetzt, diesen Entzündungsherd zu löschen. Wie bei einem Feuerwehrnotruf stürmen sie alle zum Ort des Geschehens und löschen den Brand, bevor er sich auf umliegende Bereiche ausbreitet. Ein ungesunder oder überlasteter Darm kann nicht nur auf unsere Verdauung wirken, sondern auch Entzündungen und Stress im Körper sowie ein hormonelles Ungleichgewicht fördern. Den Darm sollten wir also absolut als Grundbasis für unsere Gesundheit sehen und ein besonderes Augenmerk auf ihn legen, wenn es um Entzündungen geht.

Schon gewusst?

Unser Verdauungstrakt hat sein eigenes Nervensystem und dazu noch eine sehr enge Verbindung mit unserem Gehirn. Daher kommen aus dem Volksmund auch Aussagen wie »Höre auf dein Bauchgefühl« oder »Liebe geht durch den Magen«. Dahinter steckt mehr als nur eine Floskel. Der Verdauungstrakt verfügt über das enterische Nervensystem (kurz ENS), das mit unserem Gehirn kommuniziert und über das vegetative Nervensystem mit ihm verbunden ist. Auch wieder ein Beweis dafür, wie Stress unsere Gesundheit belasten kann. Und wusstest du auch, dass 90 Prozent des Glückshormons Serotonin im Darm beheimatet ist?

Eine Studie[29] der California University hat herausgefunden, dass PMS-Symptome wie Stimmungsschwankungen durch Entzündungen im Körper ausgelöst werden können. Ein gesunder Darm benötigt genügend Nähr- und Ballaststoffe, um die Verdauung unserer Nahrungsmittel durchzuführen und die Nährstoffe zu verwerten. Dies kann nur durch ein ausgeglichenes Verhältnis zwischen guten und schlechten Bakterien stattfinden. Bei den guten und wichtigen Bakterien handelt es sich um Laktobakterien, die zu den Probiotika zählen.

Die Säure, die von den Laktobakterien erzeugt wird, sorgt für ein leichtes Säuremilieu im Darm, in dem sich schädliche Bakterien, die dann zu einer Entzündung führen können, nicht wohlfühlen. Man kennt sicher aus eigener Erfahrung, dass Nervosität und Ängste die Darmaktivität beeinflussen können. Von Verliebtheitsgefühlen im Bauch, bis zu Durchfall und Bauchgrummeln vor einer Präsentation. Die Beziehung zwischen Darm und Stimmung geht in beide Richtungen. Zum einen überträgt der Darm eine An- oder Entspannung auf das Nervensystem über den Vagus-Nerv. Und zum anderen können Erlebnisse und Gedanken unseren Darm beeinflussen.

Achte auf deinen Darm und pflege ihn gut! Die Ernährung aus einer Mischung aus komplexen Kohlenhydraten, gesunden Fetten und Proteinen ist sehr wichtig für unsere Darmgesundheit. Ballaststoffe aus Gemüse und Vollkorn helfen dem Darm bei der Verdauung. Dafür können Laktobakterien sehr hilfreich sein. Solche Milchsäurebakterien erhältst du in erster Linie aus fermentierten Lebensmitteln wie Sauerkraut, Miso-Suppe, eingelegtem Gemüse und Tempeh.

Tipps für einen gesunden Darm

- Die Verdauung beginnt im Mund, deshalb ist die **Zahngesundheit** besonders wichtig für den Darm. Benutze täglich nach dem Zähneputzen Zahnseide. Bakterien im Mundbereich aktivieren automatisch das Immunsystem zur Abwehr. Auch ein Zungenreiniger kann dir dabei helfen, die Bakterien auf der Zunge abzutragen.
- **Vermeide Süßwaren, Zucker und süße Getränke.**
- **Verzichte auf Gluten und Milchprodukte.**
- **Iss mehr Knoblauch.** Die Liste, wofür Knoblauch gut ist, ist lang. Von der Stärkung des Immunsystems bis zur Bekämpfung schlechter Bakterien im Darm. Er wird sogar als natürliches Antibiotikum bezeichnet.
- **Würze mit Kurkuma:** Kurkuma ist eine Wurzel mit einer stark entzündungshemmenden Wirkung. Dazu unterstützt Kurkuma auch noch die Leber bei der natürlichen Entgiftung. Das kann gerade nach dem Absetzen der Pille eine sehr hilfreiche Methode sein. Kurkuma gibt es auch in Kapselform. Im Rezeptteil findest du eine leckere Kurkuma-Latte (Seite 170).

Geeignete Lebensmittel

- Äpfel
- Algen
- Ananas
- Avocados
- Blumenkohl
- Brokkoli
- Fenchel
- Ingwer
- Karotten
- Knoblauch
- Kohlrabi
- Kurkuma
- Meeresfisch
- Oregano
- Papaya
- Petersilie
- Pilze
- Rotkohl
- Spinat
- Thymian
- Wirsing

Künstliche Hormone und Medikamente

Die Pille ist immer noch ein sehr beliebtes Verhütungsmittel, wie sie im Körper wirkt und welche Rolle sie in Bezug auf unsere Stimmung hat, haben wir bereits erfahren. Doch es sind nicht nur die Pille oder andere hormonelle Verhütungsmittel, die einen Einfluss auf unseren Körper haben und ihm chemischen Stress bringen können. Auch andere Medikamente machen unserem Körper ganz schön zu schaffen. Denn für ihre Verarbeitung treibt besonders unsere Leber einen enormen Aufwand und braucht viel Energie.

Schon gewusst?

Die Pille ist voll mit synthetisch hergestellten Hormonersatzstoffen, wovon die Leber drei Viertel sofort herausfiltert. Das wird von der Pharmaindustrie berücksichtigt, die deshalb viel mehr Hormone in die Pille packen muss, damit mit den restlichen Hormonen, die die Leber noch übrig lässt, überhaupt noch eine verhütende Wirkung erreicht werden kann. Die Pille gelangt durch die orale Einnahme in unseren Körper und macht ihren ersten Stopp direkt in der Leber. Die schlägt sofort Alarm, denn sie erkennt die künstlichen Hormone als Giftstoffe und startet direkt mit deren Abbau. Mal ganz abgesehen davon muten wir der Leber durch Alkohol, Zigaretten und durch eine ungesunde Ernährung sowieso schon einiges zu. Irgendwann kommt sie dann an ihre Grenzen. Und ist die Leber erst mal überlastet, kann sie ihre Aufgaben nur noch bedingt erfüllen.

Schauen wir uns die Leber genauer an: Sie steht in einem direkten und indirekten Zusammenhang mit unserem Hormonsystem. Auf der einen Seite ist sie an der Bildung von Hormonen beteiligt (z. B. Cholesterin, Vitamin D_3, IGF-1), und auf der anderen Seite als eines unserer Entgiftungsorgane maßgeblich an deren Entgiftung bzw. deren Abbau. Könnte sie diesen wichtigen Prozess nicht ausführen, dann würden sich die körpereigenen und auch künstlich zugeführten Hormone im Körper ablagern, was zu den verschiedensten gesundheitlichen Problemen und Beschwerden führen kann. Auch psychisch wird sich ein Leberproblem schnell bemerkbar machen. Schließlich ist die Leber ebenfalls ein Lieferant von Botenstoffen und Hormonen und transportiert diese durch den ganzen Körper, auch bis ins Gehirn. So ist es nicht verwunderlich, dass bei einer kranken oder nicht gut arbeitenden Leber die Stimmung stark verändert werden kann. Daher kommt auch der Spruch aus dem Volksmund »Ist dir eine Laus über die Leber gelaufen?«.

Tipps für eine gesunde Leber

- **Reduziere deinen Stress:** Durch die Ausschüttung von Adrenalin in Stresssituationen reagiert die Leber mit sofortiger Freistellung von Glukose ins Blut, damit der Körper so schnell wie möglich mit Energie beliefert wird.
- **Iss mehr Bitterstoffe:** Essen wir Nahrungsmittel mit einem hohen Bitterstoffgehalt, dann wird beim Kauen über die Nerven der Zunge das vegetative Nervensystem angeregt, wodurch sofort mehr Speichel und Magensäure produziert wird. Die Leber und die Bauchspeicheldrüse beginnen daraufhin mit der Bildung wichtiger Verdauungssäfte bzw. -enzyme. Bitterstoffe findet man in Enzian, Tausendgüldenkraut und Löwenzahn.
- **Weniger Alkohol:** Zum einen leidet die Leber sehr stark unter Zufuhr von Alkohol, und zum anderen lässt er unseren Blutzuckerspiegel ansteigen, was wiederum in Verbindung mit Stimmungsschwankungen steht. Am besten lässt man Alkohol erst mal komplett weg, um die Leber zu entlasten. Anschließend kann man ein bis zwei Gläser Rotwein pro Woche langsam einbauen.
- **B-Vitamine:** Sie sind nicht nur wichtig bei der Produktion unserer Hormone, sondern sie unterstützen die Leber bei der Entgiftung. Das ist deshalb so wichtig, weil die Leber dafür verantwortlich ist, Hormone wie Östrogen abzubauen und nach draußen zu transportieren. Schafft die Leber das nicht, kann es zu einer Östrogendominanz kommen, die wiederum eine Ursache für unsere Stimmungsschwankungen sein kann. Kämpft man neben den Stimmungsschwankungen auch

noch mit Stress, ist Vitamin B sehr hilfreich. Der Grund dafür ist, dass Vitamin B unsere Nebennieren bei der Produktion des Hormons Cortisol unterstützt, das uns dabei hilft, Entzündungen zu hemmen und mit enormen Stresssituationen besser umzugehen. Da es mehrere B-Vitamine gibt, ist es ratsam, einen Vitamin-B-Komplex einzunehmen.

- **Medikamenteneinnahme:** Natürlich ist hiermit nicht gemeint, dass man von heute auf morgen alle Medikamente oder auch die Pille absetzen soll. Besprich mit deinem behandelden Arzt, welche Medikamente du aktuell noch benötigst oder wie ihr es schaffen könntet, dass du diese langfristig nicht mehr brauchst. Besuche auch mal einen Heilpraktiker, sie haben meist eine ganzheitliche Sicht auf die Dinge und können dir dabei helfen.

Geeignete Lebensmittel

- Artischocken
- Avocados
- Bohnen
- Brokkoli
- Endiviensalat
- Erbsen
- Grapefruits
- Hafer
- Knoblauch
- Kürbiskerne
- Linsen
- Löwenzahn
- Sellerie
- Tausendgüldenkraut
- Tee, grüner
- Vollkornprodukte

AUF EINEN BLICK: Was du bei chemischem Stress alles tun kannst

- Blutzucker stabilisieren: Reduziere Weißmehl und raffinierten weißen Zucker, und setze mehr auf Vollkornprodukte und natürliche Süßungsquellen wie Kokosblütenzucker.
- Immunsystem stärken: Liefere deinem Körper mehr Antioxidantien in Form von roten Beeren, Kurkuma und Knoblauch.
- Entzündungen lindern und den Darm unterstützen: Der Darm liebt fermentierte Lebensmittel wie Sauerkraut, Miso, Kimchi oder Tempeh. Aber auch eine ballaststoffreiche Nahrung aus Leinsamen und Chiasamen helfen.
- Die Leber stärken: Der Leber können wir besonders mit Bitterstoffen aus Enzian, Tausendgüldenkraut oder Artischocken etwas Gutes tun. Du kannst sie in Form von Tee zu dir nehmen oder als Bitterstoff-Elixier aus dem Reformhaus.

Körperlicher Stress

Hierzu zählen Verletzungen, Operationen, Traumata, Unfälle, aber auch die Art und Weise, wie wir unseren Körper behandeln. Vielleicht fragst du dich jetzt, wie eine Operation oder auch ein Unfall Auswirkungen auf deine Stimmungsschwankungen haben kann. Gerade Operationen, die unter Vollnarkose ausgeführt werden, sind purer Stress für die Nebennieren. Man muss sich das so vorstellen: In einer Narkose wird dem Körper die Reaktionsfähigkeit genommen, und das bedeutet für die Nebennieren Alarmstufe Rot, und sie fangen an, Cortisol auszuschütten. Dasselbe gilt bei Verletzungen, alle Helferchen im Körper werden zur Notfallstelle geschickt, und Cortisol wird ausgeschüttet, damit die Wunde so schnell wie möglich wieder heilen kann. Natürlich können OPs, Unfälle oder Verletzungen nicht vermieden werden, sie passieren nun mal, und wir haben nicht immer alles in der Hand. Wichtig ist, dass wir den Körper unterstützen.

Bewegung und Sport

Eine internationale, groß angelegte Studie[30] eines Forscherteams der University of News South Wales hat herausgefunden, dass bereits eine Stunde Bewegung in der Woche das Risiko, an Depressionen zu erkranken, maßgeblich gelindert hat. Der Grund dafür liegt vor allen Dingen in unserem Gehirn. Zum einen regt Sport unsere Glückshormone an und lässt sogar die Nervenzellen wachsen, und zum anderen stellt sich eine gewisse Zufriedenheit ein, wenn wir uns zum Sport motiviert haben.

Regelmäßiges Training soll nicht nur die Glückshormone anregen, sondern auch die Stresshormone wie Cortisol regulieren. Vielleicht kennst du das, du hast eine wichtige Prüfung und bekommst den Kopf nicht mehr richtig frei, dann hilft meist nur Bewegung und das am besten noch an der frischen Luft. »Sport hilft im wahrsten Sinne des Wortes, den Kopf freizubekommen«,[31] erklärt Sportpsychologin Alexa Kiss. Wenn das Gehirn vollständig auf die Bewegung konzentriert ist, bleibt für andere Gedanken kein Platz mehr.

Dabei kommt es auf die Sportart an. So kann Gemeinschaftssport die Stimmung doppelt ankurbeln, da die soziale Komponente dabei ist. Aber auch Klettern oder Sportarten, bei denen man mitdenken muss, sind vorteilhafter als moderates Spazierengehen oder Radfahren, bei denen wir eher mal dazu tendieren, gedanklich wieder zurück zur Arbeit zu schweifen. Es ist wichtig, dass wir ein Ventil für uns finden, das uns die Bewegung bringt. Das können für den Anfang auch nur ein bis zwei Stunden in der Woche sein. Allein die Umsetzung und erste Zielerreichung bringt schon einen positiven Effekt auf unser Gehirn.

Im Grunde ist es ratsam, sich täglich zu bewegen. Je mehr Routine du bekommst, umso weniger hast du Zeit und Energie, dir Gedanken über bestimmte Dinge zu machen. Nimm dir vor, etwas mehr Bewegung in deinen Alltag einzubauen. Radfahren zur Arbeit ist schon mal eine tolle Methode. Oder aber auch sich für einen neuen Sportkurs anzumelden. Die beste Motivation war für mich, dass ich mit Freunden Sport gemacht habe. Eine Runde gemeinsam joggen, Beachvolleyball spielen oder gemeinsam Bahnen schwimmen. All das kann so viel Spaß machen – und gemeinsam ist es auch nur halb so anstrengend.

Was machst du, wenn du merkst, dass deine Stimmung kippt?

Packe deine Sachen, und gehe eine Runde um den Block. Die Bewegung und die damit zusammenhängende Hormonregulation sind so hilfreich bei Stimmungsschwankungen. Denk gar nicht viel nach, sondern mach dich sofort auf. Am besten packst du in der zweiten Zyklushälfte schon immer deine Sporttasche, sodass du sie nur noch nehmen musst und sofort losziehen kannst.

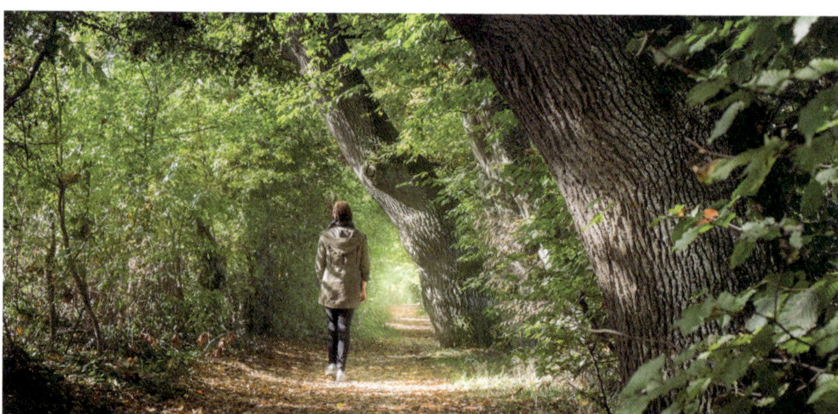

Meine liebsten Bewegungsarten bei akuten Stimmungsschwankungen

- Spaziergang an einem Feldweg oder See, wo es ruhig ist und ich in die Ferne schauen kann.
- Spazierengehen im Wald. Die Natur gibt mir immer besonders viel Energie. Nutze das. Im Sommer läufst du am besten barfuß.
- Yoga: Buche dich in eine Yogaklasse ein. Es gibt so viele tolle Übungen im Yoga, welche gegen Stimmungsschwankungen sind. Es gibt sogar gesonderte Klassen, die sich auf Hormonyoga fokussieren, auch eine tolle Möglichkeit.
- Beachvolleyball mit Freunden. Gerade im Sommer eine meiner liebsten Beschäftigungen. Ich bin an der frischen Luft, der Sand kitzelt zwischen den Füßen, und das Zusammensein mit Freunden – eine perfekte Mischung.

Yoga

Menschen mit Stimmungsschwankungen zeigen eine andere Gehirnaktivität als stimmungsstabile Personen. Typischerweise finden Mediziner bei den Betroffenen weniger Gamma-Aminobuttersäure. Dieser Nervenbotenstoff – abgekürzt GABA – reguliert die Nervenaktivität im Gehirn und sorgt dafür, dass Stimmungen im Gleichgewicht bleiben. Bildet der Körper zu wenig davon, gerät dieses Gleichgewicht aus der Bahn. Dadurch nimmt die Reizbarkeit zu und eben das Risiko, Stimmungsschwankungen nicht mehr entgegenwirken zu können. Daher bekommen Patienten, die an Verstimmungen leiden, auch meist Medikamente, die den GABA-Mangel ausgleichen.

Einer Studie[32] zufolge sind solche Medikamente aber gar nicht nötig: Wie die Bostoner Forscher feststellten, bewirkt Yoga das genauso gut. Sie untersuchten die Gehirnaktivität praktizierender Yogalehrer. Bei ihnen stieg durch die Übungen die Konzentration von GABA im Gehirn an. Demnach reguliert Yoga auf natürliche Art und Weise den Gehirnstoffwechsel und sorgt so für eine stimmige Chemie im Gehirn. Dieser Befund passt auch zu dem Wissen, dass Yoga sich allgemein positiv auf Körper und Geist auswirkt.

Hier zeige ich dir drei einfache Yogaübungen, die dir helfen, Stress abzubauen und Stimmungsschwankungen entgegenzuwirken:

1. Janu Shirshasana (Kopf-zum-Knie-Stellung):

Diese Yogaübung beruhigt deinen Geist und verschafft Linderung bei leichten Depressionen. Außerdem entlastet sie die Wirbelsäule und die Rückenmuskulatur.

Setze dich auf eine Matte. Dein Rücken sollte gerade sein, sodass du aufrecht sitzt. Dabei ist dein Brustkorb angehoben und der Nacken lang, deine Hände liegen neben den Hüften. Die Schultern sind tief und das Gesicht entspannt. In dieser Haltung nimmst du ein paar Atemzüge. Du kannst zum Ausführen der Yoga-Übung Janu Shirshasana dann ein Bein ausstrecken, deine Hände an deinen Fuß geben und den Kopf in Richtung Knie bewegen. Am besten bewegst du das Kinn zum Knie oder den Kopf zu den Füßen. Wiederhole diese Übung mit fünf Atemzüge etwa dreimal.

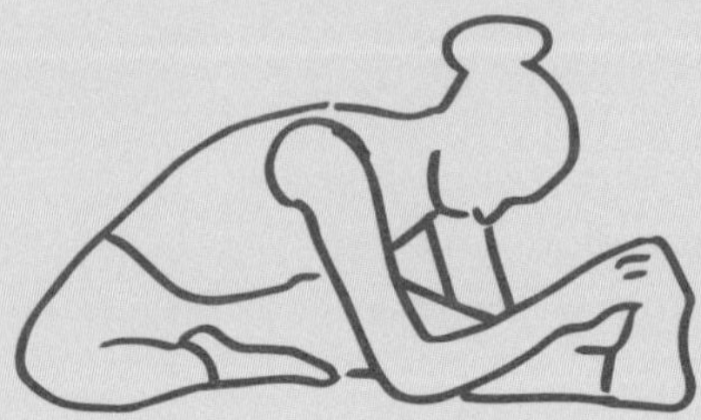

2. Bhujangasana (Kobra):

Mit dieser Yogaübung weitest du sprichwörtlich dein Herz. Die Lungen dehnen sich, sodass vermehrt Luft einströmen kann.

Lege dich für die Übung auf den Bauch, und sortiere deine Füße, damit sie hüftbreit liegen. Drücke die Füße fest in den Boden. Hebe den Po an, und verlängere dein Steißbein, damit der untere Rücken gestreckt ist. Löse beide Hände von der Matte und verschränke die Hände ineinander hinter dem Rücken. Atme nun tief ein, und hebe dabei die Schultern an, rotiere die Oberarme nach außen und ziehe die Hände Richtung Ferse. Halte diese Stellung für fünf Atemzüge, und atme dabei ruhig und gleichmäßig. Lege dich dann wieder sanft ab. Diese Übung kannst du zwei- bis dreimal wiederholen.

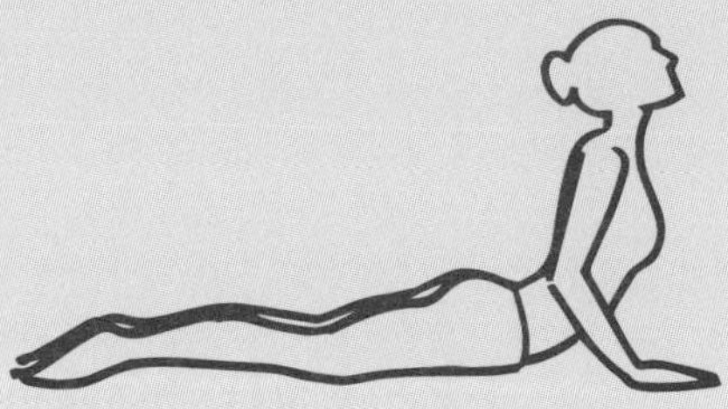

3. Balasana (Kindhaltung):

Diese Position vermittelt ein Gefühl der Ruhe und hilft, den Geist zu entspannen.

Setze dich auf deine Waden, und positioniere deine Knie hüftbreit, sodass der Oberkörper noch dazwischenpassen würde. Die großen Zehen berühren sich. Lege nun den Oberkörper vorn zwischen den Knien auf dem Boden ab. Lege die Stirn dabei auf die Matte, und strecke deine Arme nach vorn lang aus. Atme tief und ruhig, und entspanne in dieser Haltung. Führe diese Übung so oft aus, wie sie dir guttut und dir Entspannung bietet.

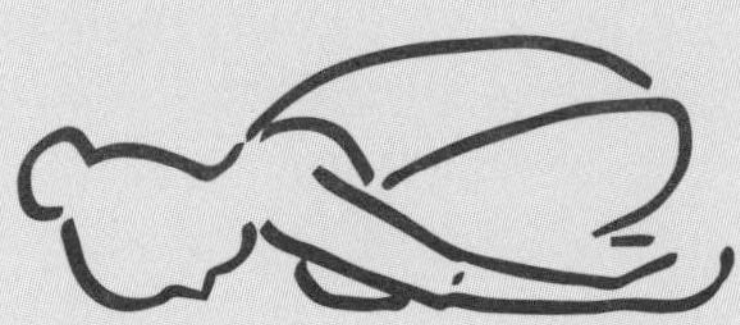

Denke bei allen Yogaübungen daran, dass sie erst dann ihre volle Wirkung entfalten, wenn du währenddessen auf deinen Atem achtest.

Es kommt darauf an,

DEN KÖRPER

mit der

SEELE

und die SEELE *durch den*

KÖRPER

zu heilen.

Oscar Wilde (1854–1900)
Irischer Schriftsteller

Schlaf

Unser Schlaf ist ein absoluter Stimmungsregler. Schlafen wir ausreichend und tief genug, können wir auch gut gelaunt in den Tag starten. Bekommen wir zu wenig Schlaf oder haben Einschlaf- oder Durchschlafprobleme, dann starten wir dementsprechend unausgeruht. Doch sehr viel Schlaf bringt uns jetzt nicht ganz automatisch zu einer besseren Stimmung, das kennt man, wenn man sonntags länger schläft oder ein Mittagsschlaf doch länger andauert als geplant. Das liegt daran, dass man durch die zu lange Schlafzeit zu viel einer bestimmten Schlafphase abbekommen hat. Deshalb ist es wichtig, dass man die passende Schlafzeit für sich findet, diese sollte nicht zu kurz, aber auch nicht zu lange sein.

Es ist tatsächlich so, dass im Zuge der nächtlichen Wachphasen weniger depressionsförderndes Melatonin produziert und gleichzeitig mehr Serotonin (Glückshormon) erzeugt wird. Das bedeutet, dass kurzfristiger Schlafmangel stimmungsaufhellend wirken kann. Vielleicht kennst du das, wenn du mal eine Nacht wach warst (ohne Party und Alkohol) aufgrund von einer Urlaubsreise oder auch einer Nachtschicht. Dann ist man am Tag drauf wie unter Strom und total aufgewirbelt. Das kommt durch den kurzzeitigen Schlafentzug.

Ausreichend Schlaf ist für unser Immunsystem und die Abwehr von Krankheitserregern wichtig – das wird allgemein angenommen und erscheint intuitiv richtig. Wissenschaftler der Universität Tübingen und der Universität Lübeck haben nun in einer Studie[33] einen neuen Mechanismus nachgewiesen, über den Schlaf das Immunsystem fördert. Das Team um Dr. Luciana Besedovsky und Dr. Stoyan Dimitrov vom Tübinger Institut für Medizinische Psychologie und Verhaltensneurobiologie und Dr. Tanja Lange aus der Lübecker Klinik für Rheumatologie und klinische Immunologie konnte an Probanden zeigen, dass bereits nach drei Stunden ohne Schlaf die Funktion der sogenannten T-Zellen beeinträchtigt war, der weißen Blutzellen, die für die Bekämpfung von Erregern zuständig sind.

Auch für unseren Energiehaushalt ist der Schlaf essenziell. Ausreichende Mengen des Schlafhormons Melatonin sind für unsere Nachtruhe ausschlaggebend. Wann das Hormon produziert wird, hängt von der Tageszeit ab. Der Körper misst den Blaulichtanteil aus dem Licht und entscheidet dann, wann Melatonin ausgeschüttet wir. Einen hohen Blaulichtanteil findet man beispielsweise in der Mittagssonne. Dieser führt dann zu einer Senkung von Melatonin, was total Sinn macht, schließlich wollen wir Mittags um zwölf auch nicht schlafen, da stehen wir ja mitten im Tag. Je dunkler es dann wird, umso mehr schwindet der Blaulichtanteil, und der Körper wird durch die Ausschüttung von Melatonin auf natürlichem Weg müde.

Schon gewusst?

Auch Computer, Smartphones, Fernseher und Neonröhren verfügen über einen Blaulichtanteil. Das bedeutet, je mehr wir von diesen Geräten abends konsumieren, umso weniger Melatonin wird ausgeschüttet, was dazu führt, dass wir nicht einschlafen können. Blaulicht kann man beispielsweise durch Brillen mit einem Blaulichtfilter verringern, oder mittlerweile gibt es gerade für Smartphones und Computer-Apps, die den Blaulichtanteil verringern. Auch zielführend ist, wenn man abends eher warmes Licht als grelle Lichtquellen verwendet.

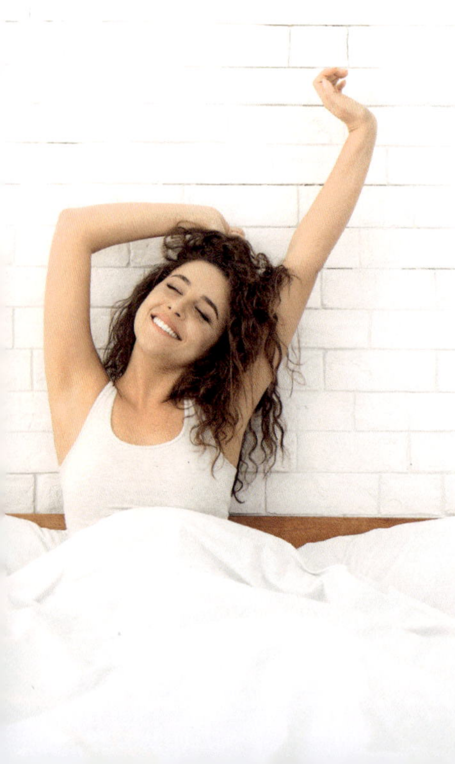

Frauen sind grundsätzlich die besseren Schläfer, allerdings haben sie mehr Handicaps für einen guten Schlaf. Warum? Weil wir Frauen zum einen verschiedene Phasen wie Fruchtbarkeit, Pubertät, Wechseljahre, Schwangerschaft erleben, aber auch, weil wir Frauen uns mehr Gedanken machen. Diese Gedanken wandern dann abends im Bett durch unseren Kopf. Eben dann, wenn wir unserem Körper eigentlich Ruhe bieten sollten. Schlafforscher haben herausgefunden, dass Frauen besonders vor und nach der Menstruation schlechter schlafen. Das liegt an dem follikelstimulierenden Hormon (FSH). Dieses fällt rund um die Menstruation herum eher gering aus und kann dadurch auf unseren Schlaf wirken.

Tipps für einen besseren Schlaf

- **Dein Schlafzimmer ist deine Oase:** Ein Paradies, das du dir so angenehm wie möglich gestalten solltest. Und in diese Oase kommt nichts mit rein, außer der Partner. Smartphones, Fernseher, Bücher etc. sollten eher draußen bleiben. Warme Farben, ein angenehmes Licht, Pflanzen und ein angenehmer Duft wie Lavendel können dabei helfen, sich wohler zu fühlen und den Körper und Geist zu beruhigen.
- Zu einem erholsamen Schlaf trägt auch **körperliche Müdigkeit** bei. Ausreichend Bewegung fördert die Tiefschlafphase, und in dieser bekommen wir die beste Erholung. Spaziergänge an der Luft, Yoga oder auch Schwimmen sind Sportarten, die sich perfekt für einen erholsamen Schlaf eignen.
- Unsere **Nahrung ist ein wichtiger Taktgeber** für unseren Schlaf, denn mit den richtigen Lebensmitteln können wir unsere Schlafqualität und damit auch Erholung positiv beeinflussen. Es empfiehlt sich, zwischen Nahrungsaufnahme und dem Schlafengehen mindestens 2 Stunden vergehen zu lassen.
- Grundsätzlich gilt, dass man abends **nicht allzu viel Wasser** trinken sollte. Die Wasserzufuhr sollte eher auf morgens und über den Tag verteilt stattfinden.
- **Koffein** kann im Körper und Gehirn bis zu 11 Stunden wirken. Also wenn du stark auf koffeinhaltige Getränke reagierst, dann sollte eine Tasse am frühen Morgen nicht überschritten werden. Dasselbe gilt für Energydrinks sowie grünen und schwarzen Tee.
- **Kein Alkohol:** Einige Menschen haben das Gefühl, dass ein Glas Rotwein oder anderer Alkohol wie eine Schlaftablette wirken. Eigentlich wird aber das Gegenteil erreicht. Durch den Alkohol wird die Tiefschlafphase unterdrückt und fördert in der zweiten Schlafhälfte sogar Unruhe, Schwitzen und Albträume.
- **Den Kopf abschalten:** Das ist für viele mit das Schwierigste, und so werden die Alltagsprobleme und Sorgen mit ins Bett genommen. Am besten notierst du vor dem Schlafengehen (nicht im Bett) die Punkte, welche du heute erlebt hast und du morgen angehen möchtest. Auch Sorgen und Ängste kann man niederschreiben. Mehr dazu findest du später als Tipp zum Journaling noch.
- **Ätherische Öle** wie Lavendel können besonders abends sehr beruhigend sein und den Schlaf unterstützen. Am besten nimmst du ein Vollbad vor dem Zubettgehen mit 3 Tropfen ätherischem Lavendelöl. Oder du gibst 2 Tropfen Lavendelöl in deine Bodylotion und cremst dich vor dem Schlafengehen damit ein.

Geeignete Lebensmittel
Auch mit Lebensmitteln können wir unseren Wach- und Schlafrhythmus regulieren. Morgens sind besonders Nahrungsmittel mit einem hohen L-Tryptophan-Gehalt (Aminosäure) hilfreich:

- Buchweizen
- Kürbiskerne
- Lachs
- Walnüsse

Abends kann man den Körper mit serotoninhaltigen Lebensmitteln unterstützen:

- Avocados
- Bananen
- Kirschen
- Kiwis
- Nüsse
- Zartbitterschokolade

Achtsamkeit

Durch meine Coachings und auch an mir selbst fällt mir häufig auf, dass die Angst vor auftretenden Stimmungsschwankungen meist schon in Phasen auftritt, in denen es uns eigentlich gut geht.

Achtsamkeitsübungen helfen dir dabei, die volle Aufmerksamkeit auf das Hier und Jetzt zu richten. Das kann besonders dann helfen, wenn wir während des Eisprungs schon voller Panik darauf warten, dass sich die Stimmung bald drastisch verändert. Wer seine Erfahrungen und Empfindungen unvoreingenommen und urteilsfrei beobachtet, kann sich dabei Raum schaffen, um seine Gedanken bewusst zu ändern. Wichtig dabei ist, dass man sich auch auf den Moment fokussiert, in dem man sich gerade befindet. Innerhalb der Achtsamkeit beobachtet man seine Gedanken lediglich, ohne sie zu steuern. Das kann dabei helfen, negative Denkmuster, Ängste und Sorgen vor der eventuell auftretenden Stimmungsschwankung zu vermeiden.

Tipps für einen achtsameren Alltag

- **Achtsam atmen:** Konzentriere dich auf den Fluss deiner Atmung. Bei Angst, Aufregung oder Stress bewirkt unser sympathisches Nervensystem eine Erweiterung der Luftröhre. Stress ist eine wichtige Kampf- oder Fluchtreaktion, die viel Energie benötigt. Durch die vertiefte und schnellere Atmung wird mehr Sauerstoff für die Kampfbewegungen bereitgestellt, und das beruhigt den Körper. Das Anhalten des Atmens wird häufig zur Unterdrückung von unangenehmen Gefühlen verwendet. Das tiefe Durchatmen hingegen kann uns zum Weinen bringen. Das Weinen kann aber durchaus wichtig sein und sollte nicht unterdrückt werden. Allerdings sollte man sich dabei auch bewusst Grenzen setzen, damit man sich nicht zu sehr reinsteigert. Nimm bewusst deine Atmung wahr. Tipps zur Atmung findest du weiter hinten im Buch (Seite 89).
- **Achtsam leben:** Bei der Achtsamkeit geht es darum, alles bewusst wahrzunehmen, so auch den Moment. Spüre in dich hinein: Was riechst du? Was fühlst du? Was hörst du? Wenn du beispielsweise zur Arbeit läufst, nimm alles um dich herum wahr. Schau dir die Bäume, Häuser, Menschen an – ohne zu werten. Welche Gerüche nimmst du wahr, und wie wirken sie auf dich?
- **Achtsam essen:** Nimm dir Zeit beim Essen. Nimm ganz bewusst wahr, wie die Nahrung schmeckt, wie du sie mit deinen Zähnen kaust und was in dir bei den verschiedenen Nahrungsmitteln und Geschmacksrichtungen ausgelöst wird.
- **Den Körper achtsam wahrnehmen:** Spüre in dich hinein. Wie bewegt sich der Darm während der Verdauung, wie schlägt dein Herz? Und wo verteilt sich der Sauerstoff durch die Atmung in deinem Körper? Dinge, die wir jede Sekunde machen, aber nur selten spüren. Yoga, Tai-Chi und auch Meditation sind Übungsarten, bei denen wir unseren Körper besonders spüren können. Das Wahrnehmen unseres Körpers kann uns dabei helfen, ihn besser zu verstehen und Ruhe einkehren zu lassen.

Meditation

Die Grundform der Meditation ist Anapanasati. Dabei richtest du deine Aufmerksamkeit auf deinen Atem und nimmst bewusst deine Ein- und Ausatmung wahr. Für viele Menschen ist die Meditation ein rotes Tuch, man traut sich nicht so recht dran, weil man nicht weiß, wie sie geht. So ging es mir damals auch. Du kannst aber auch deine ganz eigene Art der Meditation entwickeln. Mittlerweile gehört die Meditation für mich zu einem absoluten Ritual, besonders in Situationen, in denen es mir nicht gut geht oder ich das Gefühl habe, dass ich mich selbst zu sehr hetze. Die Meditation schafft es, Körper und Geist zu verbinden. Höre in der Meditation in dich hinein, und durchfließe gedanklich deine einzelnen Organe, spüre sie mal ganz bewusst. Du wirst danach ein angenehm warmes Gefühl bemerken.

Eine der Grundlektionen ist es, Gedanken und Gefühle zu beobachten und einfach »sein zu lassen«. Die Kunst dabei ist es, nicht mit deinen Gedanken zu interagieren oder sie zu bewerten. Meditation ist bewusstes Nichtstun und kann uns dabei helfen, aus den negativen Gedanken zu kommen und uns die notwendige Ruhe und Entspannung zu bieten.

Ein kleines Beispiel: Der Partner macht wenig im Haushalt, es ist immer schon ein Thema zwischen euch. An Tagen wie beispielsweise in der ersten Zyklushälfte stört es dich zwar, aber du hast wenig Lust, das nun zum Thema werden zu lassen. Dir sind andere Dinge wichtiger, und du bist mit deinen eigenen Sachen beschäftigt. Häufig machen Frauen dann den Haushalt nebenbei. Wir haben in dieser Phase auch wenig Lust auf Streitereien. Wieso auch? Uns geht es an sich doch super. Das kann kurz vor der Periode ganz anders aussehen. Dieselbe Situation: Der Partner macht wenig im Haushalt, auch heute bleibt die volle Spülmaschine unberührt, und das Geschirr stapelt sich schon im Waschbecken. Selber Partner, selbe Situation: Der einzige Unterschied ist dein Zyklustag! Es kann also dazu führen, dass du explodierst, schreist, weinst und ihm Vorwürfe machst.

Die letztere Situation belastet eure Beziehung, führt zu Streit und bringt dich in eine unruhige und unglückliche Situation. Ich will damit nicht sagen, dass du den Haushalt immer einfach selbst machen sollst. Aber es ist wichtig, dass du deinem Partner erklärst, dass du in der zweiten Zyklushälfte »anfälliger« bist. Dann weiß er, woran er ist, und kann dich eventuell unterstützen. Solche Themen würde ich grundsätzlich in der ersten Zyklusphase ansprechen, da ist man einfach viel rationaler als in der zweiten. Sonst läuft man zu schnell Gefahr, dass nur die Emotionen sprechen, und dies ist meist eher kontraproduktiv.

Als ich mir meine erste Meditation vorgenommen habe, dachte ich, ich müsse das erst lernen und es sei eine sehr spirituelle Sache. Ich wurde eines Besseren belehrt. Für eine Meditation gibt es keine perfekte Anleitung, jeder hat da eben seine eigene

Variante. Durch eine Meditation können wir bewusst eine innere Gelassenheit trainieren. Es ist schon die halbe Miete, wenn wir wissen, wie wir uns von dem Drama wieder runterholen und uns daraus befreien können. Das Problem an Stimmungsschwankungen ist, dass wir von irgendwas getriggert werden und dann unkontrolliert und ohne Plan hineinrasseln.

Meine Meditationstipps

- Such dir einen Platz, an dem du dich wohlfühlst und wo du das Gefühl hast, dass du hier Energie bekommst. Das kann in deiner Wohnung sein, mit einer Duftlampe und einem sanften Licht, oder sogar draußen: im Wald, auf einem Berg oder auf einem Feldweg. Der Ort muss für dich einfach nur energievoll sein.
- Setz dich im Schneidersitz hin, und versuche, eine aufrechte Körperhaltung mit Spannung einzuhalten. Leg die Hand auf deinen unteren Bauch, und atme ganz bewusst in die Handfläche hinein. Wenn du draußen meditierst, nimm dir eine Decke mit.
- Nutze eine leise Musik dazu. Mir hat es immer sehr geholfen, wenn ich eine entspannende Musik im Hintergrund (oder mit Kopfhörer) laufen lassen konnte. Das hat mich sofort heruntergeholt und meinen Körper und Geist beruhigt.
- Gedanken loslassen: Durch die bewusste Einatmung kannst du deinen Körper mit neuen, frischen und positiven Gedanken tanken, und beim Ausatmen stellst du dir vor, wie die negativen Gedanken deinen Körper und den Kopf verlassen. Du pustest sie einfach raus in die Welt.
- Jedes Mal wenn du in eine Situation kommst, wo du merkst, dass du kurz vor dem Ausflippen stehst, voller Traurigkeit bist und du dir das gerade nicht erklären kannst, dann nimm dich aus der Situation, und mache eine Meditation. Ich verspreche, dass es dir in akuten Situationen sofort helfen wird. Die Meditation ist die beste Möglichkeit dafür.
- Nutze positive Affirmationen zur Meditation. Affirmationen können deine negativen Glaubenssätze ins Positive umwandeln. Nutze die nachfolgenden 25 Affirmationen, und lies sie dir täglich vor.

25 positive Affirmationen

1. Ich bin schön, genau so, wie ich bin.
2. Ich bin selbstbewusst.
3. Ich glaube an mich, jeden Tag mehr und mehr.
4. Ich bin in Balance.
5. Mein Körper ist in Balance.
6. Das Universum gibt mir volle Unterstützung.
7. Ich lebe meinen Zyklus.
8. Ich liebe meine Weiblichkeit in voller Fülle.
9. Ich achte auf meine Gesundheit.
10. Liebe und Harmonie erfüllen mein Leben.
11. Ich bin wertvoll.
12. Ich vertraue meinem Körper.
13. Meine Stimmung ist ausgeglichen.
14. Mein Leben ist voller Positivität.
15. Ich strahle Liebe in die Welt.
16. Ich bin dankbar für alles, was ich habe.
17. Ich bin voller Energie und Lebenskraft.
18. Ich vertraue mir selbst.
19. Ich fühle mich sicher.
20. Ich fühle mich stark.
21. Ich werde geliebt.
22. Es ist alles in Ordnung und gut so, wie es ist.
23. Ich bin in jedem Augenblick Schöpfer meines Lebens.
24. Ich gebe Liebe, und Liebe kommt zu mir.
25. Ich liebe mich.

AUF EINEN BLICK: Was du bei körperlichem Stress alles tun kannst

- Bewegung bringt nicht nur psychische Vorteile, sondern schüttet auch mehr Serotonin aus, reguliert die Stresshormone und schafft es sogar, die Produktion von neuen Nervenzellen anzukurbeln.
- Setz dir eine kleine Challenge, und packe sie zur Motivation auf dein MoodBoard. Ob es eine Stunde klettern gehen in der Woche oder gemeinsame Sportarten mit Freunden ist, was möchtest du diese Woche noch erreichen?
- Buche eine Probestunde in einer Yogaklasse. Du kannst aber auch ein paar der Yogaübungen ganz einfach zu Hause machen. Achte dabei auf eine klare und saubere Ausführung.
- Was möchtest du verändern? Eine Wohlfühloase kann dir dabei helfen, dich auf den Schlaf zu freuen und dem Körper volle Entspannung zu bieten. Richte dir das Schlafzimmer so ein, dass es gemütlich für dich ist, und verbanne alle Elektrogeräte.
- Such dir für abends ein Ritual. Vielleicht eine angenehme Duftkerze oder auch ein paar Tropfen ätherisches Lavendelöl in einer warmen Badewanne können sehr erholsam sein und regen durch Duft und Wärme die Müdigkeit an.
- Baue Achtsamkeitsübungen in deinen Alltag ein. Sie helfen dir dabei, dich nicht schon vor einer möglichen Stimmungsschwankung darauf zu versteifen und deine Gedanken auf das Hier und Jetzt zu lenken, denn das ist alles, was zählt.
- Nutze die Meditation für dich, um in deine innere Kraft zu kommen. Meditieren kann ganz einfach sein. Such dir einen ruhigen Ort, und entspanne dich durch deine bewusste Atmung. Lass die Gedanken einfach kommen und gehen.
- Nutze die positiven Affirmationen für dich, und sage sie dir täglich an einem ruhigen und für dich entspannten Ort.

Emotionaler Stress

Kommen wir zum dritten Faktor von Stress, und hier wird es besonders interessant. Die Art und Weise, wie wir denken, beeinflusst unsere Gesundheit. »Du bist, was du denkst« ist schon lange kein Spruch mehr aus der Esoterik, sondern hat mittlerweile auch in der Wissenschaft seinen verdienten Platz erhalten. Typischer emotionaler Stress sind negative Glaubenssätze, Ängste, Traumata und negative Gedanken. In diesem Abschnitt möchte ich dir die Zusammenhänge mit emotionalem Stress und der Schilddrüse sowie den Nebennieren erklären, aber auch hilfreiche Tipps geben, wie du deinen emotionalen Stress reduzieren kannst.

Unser Unterbewusstsein verarbeitet nachweislich pro Sekunde über 80.000 Informationen. Das ist vergleichbar mit 80.000 Helfern, die jeden Morgen darauf warten, von uns einen Marschbefehl zu erhalten. Solange wir diesen einen Suchauftrag geben, all das zu finden, was uns glücklich, erfolgreich und gesund macht, werden diese Helferchen genau das für den kommenden Tag erledigen.

Wenn wir also jeden Morgen mit Sorgen und Ängsten aufwachen, dann wird genau das von den kleinen Helferchen ausgeführt werden. Es ist der Gedanke, der zählt und unsere ganzheitliche Gesundheit formt. In diesem Kapitel möchte ich dir verschiedene Methoden an die Hand geben, die es dir leichter machen sollen, positiv zu denken. Du wirst merken, was für einen enormen Effekt das auf deine zweite Zyklushälfte und das ganze Leben hat. Lasst uns also unseren kleinen Helferchen einen neuen Suchauftrag geben!

Kümmere dich um deinen **KÖRPER.** *Es ist der einzige* **ORT,** *den du zum* LEBEN *hast.*

Jim Rohn (1930–2009)
US-amerikanischer Motivationstrainer

Schilddrüse

Das kleine Organ hat einen ziemlich großen Einfluss auf unsere Stimmung. Durch die Wirkung auf den Stoffwechsel der Nervenzellen und die Gehirnfunktion stehen sowohl eine Unter- wie auch eine Überfunktion der Schilddrüse mit psychischen Symptomen in Verbindung. Die in der Schilddrüse produzierten Hormone beeinflussen nicht nur organische Vorgänge wie Herz, Kreislauf, Verdauung oder Wachstum, sondern aktivieren auch den Stoffwechsel der Nervenzellen und die Gehirntätigkeit.

In der Schilddrüse wird aus der Aminosäure L-Tyrosin durch die Bindung mit vier Jod-Atomen über einige Vorstufen das inaktive Schilddrüsenhormon T4 gebildet. Eisen ist ein wichtiger Co-Faktor bei der Bildung. Aus dem inaktiven T4 können nun die zwei aktiven, aber in ihrer Funktion gegenteiligen Schilddrüsenhormone T3 oder rT3 gebildet werden. Während T4 ausschließlich in der Schilddrüse produziert wird, entstehen T3 und rT3 zu etwa 80 Prozent an anderen Orten im Körper. Dazu wird durch einen enzymatischen Prozess ein Jod-Atom von T4 abgespaltet. Für die Synthese von T3 braucht es selenhaltige Enzyme. Ein Selenmangel kann also die T3-Synthese signifikant beeinträchtigen. Da diese Dejodierung überwiegend in der Leber geschieht, können Störungen der Leberfunktion Veränderungen des Schilddrüsenstoffwechsels nach sich ziehen. So kann es sein, dass durch zu wenig Jod oder Selen im Körper die Schilddrüse ein Problem bekommt.

Auch das Immunsystem spielt dabei eine Rolle: Geht es uns gut, dann ist unser Immunsystem inaktiv, und unsere Energie kann sich ohne Probleme um Haut- und Haarwachstum, Reproduktion, Fettverbrennung, Regeneration, Muskelwachstum oder eine Entwicklung des Fötus kümmern. Geht es uns nicht gut, bleiben diese Dinge auf der Strecke und bringen so einige Beschwerden mit sich. Die Schilddrüse spielt da eine essenzielle Rolle, funktioniert sie nicht richtig, haben wir ein Problem mit der Energieverwaltung, und dadurch wird das Immunsystem aktiviert.

Symptome einer Schilddrüsen*unter*funktion

Durch die gehemmte Ausschüttung von Schilddrüsenhormonen steht dem Körper einerseits weniger Energie zur Verfügung und andererseits wird der Serotoninspiegel gesenkt. Es ist auch die Produktion von Noradrenalin und GABA betroffen, wodurch der Körper in Panik geraten kann. Nicht selten leiden Patienten, die »Depressionen« oder starke Stimmungsschwankungen diagnostiziert bekamen, an einer Schilddrüsenerkrankung.

Bei einer Schilddrüsenunterfunktion klagen Betroffene oft über einen Motivationsverlust. Sie fühlen sich im Allgemeinen mental träge und langsam, was auf Dauer sogar zu Gedächtnisstörungen (Aufmerksamkeit und Konzentration) führen kann. Die Stimmung ist eher gedrückt, traurig, erschöpft und melancholisch. Dies bezeichnen Ärzte häufig schon als Depression. Nicht selten landet man dann auf der Couch eines Psychologen.

Symptome einer Schilddrüsen*über*funktion

Eine Überfunktion der Schilddrüse zeigt sich in einer nervösen, reizbaren und ungeduldigen Art. Auch hier rutschen viele Betroffene in Angstzustände und emotionale Labilität. Es erscheint ihnen dann so, als würde sich die ganze Welt gegen einen verschwören. Jede negative Situation kann die Betroffenen sofort zum Weinen und sogar zu aggressivem Verhalten bringen. Eine lang andauernde Schilddrüsenüberfunktion kann sogar Wahnvorstellungen hervorrufen.

Typische Ursachen für eine Schilddrüsenproblematik sind ein Mangel an essenziellen Nährstoffen wie: Omega 3, Jod, Selen, Eisen, Vitamin B_3, Zink. Akute wie auch chronische Entzündungsreaktionen, die durch Stress, Infektionen, Viren oder auch Operationen ausgelöst werden, können ebenfalls die Schilddrüse belasten. Um den Zustand der Schilddrüse zu ermitteln, muss der Arzt Blut abnehmen. Anhand der Laborwerte kann er bewerten, ob eine Unter- oder Überfunktion vorliegt. Außerdem untersucht der Arzt den Hals durch Abtasten und mit Ultraschall, um zu erkennen, ob sich das Schilddrüsengewebe verändert hat. Es kann zum Beispiel ein sogenannter Kropf, also eine Vergrößerung der Schilddrüse, entstehen.

Sollte beispielsweise eine Schilddrüsenunterfunktion bestehen, kann man, bevor man mit künstlichen Schilddrüsenhormonen arbeitet, die Nahrung auf eine jod- und selenhaltige Nahrung umstellen. Am besten bespricht man einen Ernährungsplan direkt mit dem Hausarzt oder zieht den Rat eines Heilpraktikers hinzu.

Und auch hier spielt die Pille wieder eine Rolle: Nicht selten erkranken Frauen nach dem Absetzen hormoneller Verhütung an einer Schilddrüsenfehlfunktion. Bei starken Stimmungsschwankungen bis hin zu Angstzuständen sollte man unbedingt seine Schilddrüse vom Arzt untersuchen lassen. Es ist wichtig, ihn auch darauf hinzuweisen, dass man gerade die Pille abgesetzt hat. Leider werden dann oft gleich Schilddrüsenhormone verschrieben, die aber künstlich hergestellt sind und einen starken Einfluss auf unser komplettes Hormonsystem haben. Dabei gibt es auch sanftere Methoden, die Schilddrüse in ihrer natürlichen Funktion zu unterstützen. Hier lohnt sich ein Besuch beim Heilpraktiker. Bei starken Stimmungsschwankungen und anderen Symptomen sollte deshalb immer auch die Schilddrüse als Auslöser in Betracht gezogen werden. Patienten mit psychischen Problemen sollten unbedingt untersuchen lassen, ob ihre Beschwerden organische Ursachen haben. Eine rechtzeitige und richtige Behandlung kann Betroffenen einen langen Leidensweg ersparen.

Lebensmittel, die die Schilddrüse belasten können

- Erdnüsse
- Mais
- Raps
- Sojaprodukte
- Weißmehl

Lebensmittel, die die Schilddrüse unterstützen

- Algen
- Avocados
- Chili
- Chlorella
- Heringe
- Innereien
- Kokosmilch
- Kokosöl
- Paranüsse
- Pilze
- Sardinen
- Schalentiere
- Schnecken
- Spirulina

Nebennieren

Wenn wir über die Nebennieren sprechen, reden wir in erster Linie auch über unseren Stresshaushalt. Adrenalin und auch Cortisol sind unsere Stresshormone. Die Nebennieren produzieren sie fleißig, wenn wir in Stresssituationen gelangen. Progesteron ist der Vorbote von Stresshormonen wie Cortisol. Genau deshalb steht Stress auch so häufig als Ursache eines hormonellen Ungleichgewichts im Verdacht. Je mehr Stress wir haben, umso mehr Progesteron benötigt der Körper. Wenn vermehrt Progesteron für den Stress verbraucht wird, fehlt er an anderen Ecken wie beispielsweise in der zweiten Zyklushälfte. Dort wiederum kann dann zu wenig Progesteron die Stimmungsschwankungen auslösen.

Tipps, um unsere Nebennieren zu unterstützen

- Bewegung in freier Natur führt dazu, dass unser Immunsystem psychisch von außen so optimal aktiviert wird, dass der Körper wieder lernt, auf Cortisol zu reagieren und es richtig einzusetzen und zu verarbeiten. Ganz nach dem Motto: Die Natur weiß, was sie tut. Am besten unterstützt man das noch, wenn man barfuß läuft.
- Nahrungsmittel wie Mango und Papaya haben positive Wirkungen auf unsere Stresshormonempfindlichkeit und die Nebennieren.
- Vermeide Lektine, denn sie verkleinern die letzte Tür, durch die Cortisol in die Zellen eindringen muss, um im Zellkern zu wirken. Lektine findet man vorwiegend in Erdnüssen und Weizenprodukten.
- Langsam essen! Verschiedene Hormone, die am Verdauungsprozess beteiligt sind, geben dem Gehirn erst nach etwa 20 Minuten Bescheid, dass man genug gegessen hat. Erst dann kommt das Sättigungsgefühl auf.
- Koffein reduzieren: Trinke höchstens einen Kaffee oder einen koffeinhaltigen Tee pro Tag ohne Milch und Zucker. Als Alternative kannst du koffeinfreien Kaffee oder Lupinenkaffee trinken.

Glaubenssätze

Plötzlich ist alles anders, man stellt sein ganzes Leben infrage. Ist der Job der richtige, ist der Partner der richtige? Häufig kommen Gedanken, dass man sich allein und einsam fühlt. Man denkt darüber nach, dass man kaum wahre Freunde hat. Es kommt alles zusammen, und die eigene kleine Welt bricht einfach so plötzlich ein. Da war doch vor ein paar Wochen noch alles paletti. Ich kenne all diese Gefühle so gut.

Komisch ist doch, dass sich Stimmungsschwankungen ganz unterschiedlich äußern können. Manche Frauen werden weinerlich, manche aggressiv, und andere zweifeln an ihrem Leben. Der Grund dahinter ist, dass in dieser Phase alte und eingefahrene Glaubenssätze hervorgeholt werden. Frauen, die als Kind schon immer mit Wut auf bestimmte Situationen reagiert haben, reagieren auch vor der Periode mit Wut. Anders bei Frauen, die sich ungeliebt fühlen, weil sie eventuell zu wenig Liebe von ihren Eltern bekommen haben. Diese Frauen werden in der zweiten Zyklushälfte oft weinerlich und fühlen sich noch ungeliebter als jemals zuvor. Uns muss bewusst sein, dass Glaubenssätze ein wichtiger Bestandteil unserer Psyche sind. Dinge, die wir einmal erlebt haben, können bestimmte Muster in uns auslösen. Diese Muster holen wir dann eben in den einzelnen Situationen immer wieder hoch und reagieren entsprechend darauf.

Was sind Glaubenssätze? Es mag jemand in deiner Kindheit gewesen sein, der dir bei einer bestimmten Gelegenheit vermittelt hat: »Geld ist wichtig, und leider haben wir aktuell nicht viel davon.« Das mag zu einer Zeit passiert sein, als du selbst noch gar kein Verhältnis zum Thema Geld hattest. Später im Leben taucht nun dieser Glaubenssatz bei allen möglichen Entscheidungen wieder auf und sorgt dafür, dass dein Verhältnis zum Geld nicht unbelastet ist. Glaubenssätze definieren dich als Persönlichkeit und können dir helfen oder dich behindern, je nach Ausrichtung. Wenn man beispielsweise das Gefühl hat, dass man einsam ist, dann ist das in der Regel nichts mehr als ein eingefahrener Glaubenssatz. Nicht jeder Mensch kennt das Gefühl von Einsamkeit, andere lieben es, für sich allein zu sein, und genießen das. Andere (wie ich damals auch ganz stark) können sich in solch einsame Momente richtig hineinsteigern.

Wenn wir eine bestimmte Stimmung spüren, dann haben wir zwei Möglichkeiten: Entweder wir steigern uns rein und leben diese Stimmung in vollen Zügen aus, oder wir verstehen sie und versuchen, sie umzulenken. Genau das ist das Prinzip, was wir hier anwenden möchten. Die Glaubenssätze können wir umpolen. Es ist also jetzt an der Zeit, dass wir diese Glaubenssätze brechen und unsere eigenen formen. Das schaffen wir in erster Linie dadurch, dass wir uns erst einmal bewusst werden, was uns genau belastet. Was sind unsere Muster? Hol dir ein Notizbuch zur Hand, und notiere gezielt, was typische Aussagen deiner Eltern waren. Was hast du immer wieder gehört? Das können beispielsweise folgende Sätze sein:

»DU KANNST DAS NICHT.«
»LASS DAS LIEBER MAL DIE ANDEREN MACHEN.«
»DU BIST NICHT GUT GENUG.«

Das mögen für manche Eltern nur ein paar Sätze sein, aber ein Kind saugt diese Worte auf wie ein Schwamm, und je öfter es sie zu hören bekommt, umso stärker formieren sie sich zu festen Glaubenssätzen. Wir denken dann wirklich, dass wir das nicht können oder dass andere es immer besser machen. Sobald du deine eigenen Glaubenssätze notiert hast, kannst du sie ins Positive umformulieren:

»ICH SCHAFFE DAS.«
»ICH MACHE DIE DINGE AUF MEINE EIGENE ART UND WEISE.«
»ICH BIN DAS WERT, WAS ICH MIR WERT BIN«

Das sind nun deine neuen Glaubenssätze. Und genauso, wie wir die alten irgendwann mal verankert haben, werden wir jetzt die neuen fest in uns verankern. Das Gehirn glaubt das, was wir ihm sagen. Eigentlich ganz simpel, oder? Es gehört nur etwas Übung dazu. Sage dir diese Sätze mehrmals am Tag und vor allen Dingen in den Momenten, wo eigentlich ein negativer Glaubenssatz hochkommt. Denk daran, auch deine Eltern wurden von Glaubenssätzen geprägt und haben zu einem großen Teil nur das weitergegeben, was sie selbst von ihren Erziehungspersonen gelernt haben.

Schreibe deine neuen Glaubenssätze auf dein MoodBoard, sodass du sie immer in Sichtweite hast. Du wirst erstaunt sein, was für einen enormen Impakt sie auf dein Denkmuster haben.

Die Bernhardt-Methode©

Ich möchte mit dir eine wunderbare Methode teilen, diese Methodik beschreibt Klaus Bernhardt in seinem Buch »Panikattacken und andere Angststörungen loswerden«. Bernhardt ist Heilpraktiker für Psychotherapie und Medizinjournalist. Seine Methodik ist so simpel und dabei so unfassbar effektiv.

Laut Bernhardt sind das größte Problem die negativen Gedanken, welche wir uns täglich machen. Die Hirnforschung zeigt deutlich: Negative Gedanken haben eine drastische Folge für unser Gehirn. Nicht selten führen diese negativen Gedanken zu Stimmungsschwankungen und manchmal sogar zu heftigen Panikattacken. Regelmäßige Sorgen, gepaart mit starken negativen Emotionen, verändern nachweislich die Strukturen unseres Gehirns. Die Angst vor der Angst wird so innerhalb weniger Wochen oder gar Tagen zu einem festgefahrenen Denkmuster, das sich über synaptische Verbindungen tief im Gehirn verankert. Wenn man etwas denkt, dann kann man sich anschließend an diesen Gedanken erinnern. Er muss also irgendwie im Gehirn gespeichert worden sein. Nun haben wir aber in unserem Kopf keine Festplatte, die wir beschreiben können, so, wie das bei einem Computer der Fall ist. Vielmehr speichern wir Gedanken biologisch ab, und zwar in Form von Synapsen. Jeder einzelne Gedanke lässt im Kopf neuronale Verbindungen entstehen, und zwar exakt in der Sekunde, in der man den Gedanken denkt.

Eine weitere spannende These, die sich mit meinen Gedanken zur zweiten Zyklushälfte deckt, ist, dass wir Ängste und Sorgen vermehrt spüren, wenn wir zur Ruhe kommen. Das Gehirn reagiert nicht nur unter Stress, sondern vor allem auch in Ruhephasen ganz automatisch auf die Art und Weise, wie es mehrheitlich vernetzt wurde. Erschwerend kommt noch hinzu, dass unser Kopf immer etwas zu tun haben möchte. Solange wir intensiv beschäftigt sind, hat unser bewusster Verstand genug zu tun, und wir sind weitgehend frei von Angst und Sorgen. Sobald aber Ruhe einkehrt, fangen wir an zu grübeln. Unser Gehirn sucht sich nun so schnell wie möglich eine Beschäftigung. Und wo bekommt man die am schnellsten her? Richtig, über die dicke, festgefahrene Datenautobahn des negativen Denkens und der Angst. Tatsächlich ist es für unseren Kopf aufgrund der bereits gebildeten Vernetzungen viel einfacher, Angst zu erzeugen als ein Gefühl von Gelassenheit.

> **Die Technik von Bernhardt beruht darauf, dass wir beginnen, ganz bewusst positive Erlebnisse und Gedanken in unseren Kopf zu lassen und sie so intensiv zu spüren, dass wir die positiven Synapsen wieder aufleben und dominieren lassen können.**

Was passiert also Zyklus für Zyklus in unserem Gehirn, wenn wir Stimmungsschwankungen haben? Wir stärken unsere neuronalen Synapsen immer und immer wieder. Wichtig ist also, dass wir aus dieser Spirale rauskommen, und genau dafür ist die »Bernhardt-Methode« da. Versteifen wir uns also immer wieder aufs Neue, wenn bald unsere Periode ansteht und die Stimmung sich verändert, weiß das Gehirn ganz genau, was zu tun ist, und wir reagieren so, wie wir uns eben schon immer verhalten haben: mit Angst. Wir müssen es also schaffen, dieses Muster zu durchbrechen. Am besten machen wir das in der ersten Zyklusphase, dann, wenn es uns gut geht und unsere Stimmung auf dem Höhepunkt steht, sodass wir gar nicht erst in ein Stimmungstief hineinkommen.

Schreibe dir 3 Minuten lang 10 Sätze auf, was dir an deinem Leben *nicht* gefällt. Danach schreibe 3 Minuten lang 10 Sätze auf, wie dein Leben wäre, wenn du es *richtig klasse* finden würdest. Dabei sind 5 Regeln zu beachten:

1. Die 10 Sätze sollten ohne Negation aufgebaut werden.
→ Falsch: »Ich habe keine Angst mehr vor dem Fliegen.«
2. Die 10 Sätze sollen positiv formuliert werden.
→ Falsch: »Ich will sorgenfrei sein.«
3. Die 10 Sätze sollen in der Gegenwart formuliert werden.
→ Falsch: »Ich möchte nächstes Jahr eine eigene Familie gründen.«
4. Die 10 Sätze sollen konkret formuliert sein.
→ Falsch: »Irgendwann werde ich meine Angst loswerden.«
5. Die 10 Sätze sollen für dich erreichbar sein.
→ Falsch: »Mein Chef gibt mir eine Gehaltserhöhung.«

Hier noch ein paar Beispielsätze, wie die Regeln richtig angewendet werden:

> »ICH BIN GERN UNTER MENSCHEN, UND MIR FÄLLT ES TOTAL LEICHT, ALLEN EIN FREUNDLICHES LÄCHELN ZU SCHENKEN.«

> »ICH LIEBE POSITIVE ENERGIE, DIE DANK DIESES VERHALTENS ZU MIR ZURÜCKKOMMT.«

> »ICH BEHANDLE MICH SELBST WIE MEINE BESTE FREUNDIN.«

> »ICH SPRECHE GUT MIT MIR, ERNÄHRE MICH GESUND UND UMGEBE MICH NUR NOCH MIT MENSCHEN, DIE MIR GUTTUN.«

Es ist sehr wichtig, wie wir dieses Sätze formulieren, weil unser Gehirn sie nicht interpretiert, sondern genau so aufnimmt, wie wir sie uns sagen. Also alles, was das Gehirn aus dem Satz: »Ich habe keine Angst mehr vor dem Fliegen« entnimmt, ist das Wort »Angst« und das Wort »Fliegen«. Was dann passiert und welche Synapsen sich dadurch stärken, ist logisch. Wir müssten also in diesem Beispiel vielmehr sagen: »Ich bin beim Fliegen entspannt.«

Die 5-Kanal-Technik nach Bernhardt

Nun geht es darum, das Gehirn so schnell wie möglich neu zu vernetzen. Dazu nutzen wir einen kleinen Trick aus der Hirnforschung. Beschäftige dich täglich für 20 Minuten mit einem deiner hier notierten positiven Sätze, wobei du dich dabei abwechselnd auf eines deiner fünf Sinnesorgane konzentrierst. Man schmeckt, sieht, hört, fühlt und riecht sozusagen den Gedanken nacheinander. Hört sich verrückt an, ist aber tatsächlich die beste Möglichkeit, den neuen Gedanken so gut wie möglich im Gehirn zu verankern.

Ein Beispiel: Welche negativen Sätze lösen die Stimmungsschwankungen in uns aus? Hier ein typischer Satz:

> »ICH FÜHLE MICH EINSAM, WEIL ICH KEINE FREUNDE HABE, DIE FÜR MICH DA SIND.«

Versuchen wir jetzt, den Satz positiv zu formulieren:

> »ICH LIEBE ES, MIT MEINEN FREUNDEN ÜBER GOTT UND DIE WELT ZU SPRECHEN UND EINEN ZUSAMMENHALT ZU SPÜREN.«

Wenden wir jetzt die fünf Sinnesorgane an: Du *schmeckst* das tolle Essen, was du gemeinsam mit deinen Freunden isst. Du *siehst* deine Freunde vor dir lachend und mit einem Glas Rotwein in der Hand sitzen. Du *hörst* ihr Lachen und die Gespräche über Gott und die Welt. Du *riechst* das leckere Essen vor dir und das Parfum deiner Freunde. Du *spürst* den Tisch, an dem ihr sitzt, unter deinen Händen.

Solltest du das Gefühl haben, dass man bei deinem Satz ein bestimmtes Sinnesorgan nicht ausführen kann, dann lass dieses einfach weg, insofern das wirklich nicht gehen sollte. Du kannst es dir aber in dem Moment auch immer denken. Zum Beispiel: Wenn es um eine glückliche Partnerschaft geht, kannst du dir den Moment geschmacklich trotzdem vorstellen. Beispielsweise, weil du einen Schluck von deinem Lieblingsgetränk im Mund hast, nachdem du mit deinem Partner angestoßen hast. Weil das für dich ein glücklicher Moment mit deinem Partner ist. Am besten macht man diese Übung im Kopf und nicht schriftlich, da es ja darum geht, das Gehirn und die Gedanken zu trainieren.

Wer möchte, kann diese Methode mithilfe des Online-Videokurses von Klaus Bernhardt vertiefen: Mehr Informationen dazu findest du unter:
panikattacken-loswerden.de

Journaling

Hast du schon mal ein Tagebuch geführt? Ich glaube, ich habe damals über meine Jugend 40 Bücher vollgeschrieben. Dort habe ich all meine Gedanken, Emotionen und Gefühle aufgeschrieben, alles, was einem Teenie eben so durch den Kopf geht. Es ging um meine Eltern, um die Schule, die beste Freundin, den Ex oder auch um Dinge, die ich in meinem Leben so noch nie mit jemandem besprochen habe. Das Tagebuchschreiben hat mir damals so sehr geholfen, die Gedanken aus meinem Kopf zu bekommen und sie nicht in mich hineinzufressen. Es ist auch heute schön, meine alten Gedanken zu lesen und zu verstehen, was damals in mir vorging.

Beim Journaling schreibt man sich Dinge auf, die einem gerade durch den Kopf gehen, aber auch Ziele, die man gern für sich erreichen möchte. Diese kann man ruhig in der Gegenwart verfassen. Also beispielsweise ist mein aktuelles Ziel, mit diesem Buch vielen Frauen zu helfen, die unter Stimmungsschwankungen leiden. Das habe ich tatsächlich auch so in meinem Journal festgehalten und wortwörtlich so beschrieben: »Ich liebe es, dass mir Frauen schreiben, wie sehr ihnen mein Buch geholfen hat und sie sich darin wiedererkennen und wiederfinden. Sie schreiben mir, dass sie ihren Zyklus nun ohne Beschwerden genießen können und ihren Körper und ihre Weiblichkeit zu hundert Prozent wieder spüren.«

Wieso schreibe ich das auf? Weil ich in dem Moment alles in meinem Körper darauf ausrichte, dass ich dieses Ziel erreichen werde und dass es tatsächlich eintreten wird. Wie wir bereits gelernt haben: Ich sage meinen Helferchen, was sie zu tun haben, und das ist mein Ziel. Darauf arbeite ich hin. Mir hilft das Journaling unheimlich, mich auf das zu fokussieren, was mir wirklich wichtig ist. Die Gedanken in meinem Kopf zu halten, belastet mich nur, weil mir dann irgendwann auffällt, dass ich mir zu viele Ziele setze. Durch das Aufschreiben bemerke ich das viel früher und kann mich wieder auf das Wesentliche fokussieren.

Der Vorteil, Stift und Papier zu nutzen, ist, dass wir dadurch unsere visuelle und haptische Seite unterstützen, und man kann das Journal so bunt und kreativ wie möglich gestalten. Darüber hinaus wird unsere rechte Gehirnhälfte angesprochen: Häufig ist die linke viel stärker gefordert, sie ist für logisch-analytische Denkprozesse zuständig. Kreativ wird es aber erst, wenn beide Gehirnhälften zusammenarbeiten und sich ergänzen: Das passiert beim Schreiben, wenn für die technische Ausführung die linke Gehirnhälfte beschäftigt ist, kann die rechte sich dem Kreativsein und dem Fühlen widmen.

Doch das ist noch lange nicht alles: Der Vorteil vom Journaling gerade im Hinblick auf unsere Stimmungsschwankungen ist, dass wir uns Raum zur Selbstreflexion schaffen und das Leben mehr schätzen lernen. Wenn wir uns auf das Wesentliche besinnen, kann das zu mehr Zufriedenheit und Optimismus führen. Nutze das Journaling ruhig täglich, du brauchst dafür nicht mehr als fünf Minuten. Nach oben hin sind dir natürlich keine Grenzen gesetzt, aber täglich schon fünf Minuten reichen, um deine Gedanken zu ordnen und dich zu fokussieren.

Was mir damals sehr geholfen hat, ist, dass ich an Tagen mit starken Stimmungsschwankungen meine Zeilen von ein paar Tagen zuvor durchgelesen habe und mir dadurch bewusst wurde, dass meine Welt auch mal bunte Zeiten hatte. Auch wenn sich das albern anhört, aber in den Phasen meiner Stimmungsschwankungen dachte ich wirklich, dass es keine schönen Momente mehr gibt und alles nur noch negativ ist. Mir hat das Durchlesen dann sehr geholfen. Noch effektiver aber war für mich das Aufschreiben meiner Gedanken während des Stimmungstiefs. Dadurch wurde mir so oft bewusst, wie albern diese Gefühle doch waren. Allerdings habe ich das wirklich erst gemerkt, als ich sie aufgeschrieben habe. In meinem Kopf klangen sie kurze Zeit zuvor noch total logisch. Es lohnt sich also!

Du kannst entweder morgens oder abends in dein Journal schreiben. Ich empfehle dir morgens, da man dort direkt die Weichen für den Tag stellt und auch noch seine Träume verarbeiten kann. Um dir den Anfang beim Journal zu vereinfachen, habe ich dir ein paar Beispielfragen aufgeschrieben. Nutze sie gerade für den Start, bis du reinkommst. Dann wirst du merken, dass es nur so aus dir heraussprudelt.

Fragen für den Morgen

- Wofür bist du dankbar?
- Was würde deinen heutigen Tag großartig machen? Hier zählen auch kleine positive Dinge.
- Was hast du geträumt?
- Tägliche positive Affirmationen:
  »Ich bin es mir wert.«
  »Ich kann das.«
  »Ich bin gesund.«
  »Ich bin in Balance.«

Fragen für den Abend

- Welche drei schönen Dinge sind mir heute passiert?
- Was hast du heute erlebt?
- Gibt es Dinge, die für dich morgen besser laufen sollen?

AUF EINEN BLICK: *Was du bei emotionalem Stress alles tun kannst*

- Unterstütze deine Schilddrüse mit Lebensmitteln wie Paranüssen, Heringen, Avocados, Pilzen, und vermeide Erdnüsse, Mais, Sojaprodukte und Rapsöl.
- Stärke die Nebennieren, indem du etwas weniger koffeinhaltige Lebensmittel wie Kaffee oder Cola zu dir nimmst. Reduziere den Kaffee auf eine Tasse pro Tag, oder steige auf Lupinenkaffee um.
- Sätze, die wir als Kind immer gesagt bekommen haben, können uns heute immer noch negativ beeinflussen und prägen. So merkt man häufig, dass gerade Stimmungen, die vor der Periode hochkommen, Dinge sind, die wir schon lange mit uns herumtragen und uns bekannt vorkommen.
- Wende die Bernhardt-Methode an, und löse damit alte eingefahrene Denkmuster auf, indem du sie ins Positive umformulierst.
- Nutze dein MoodBoard, und notiere dir die einzelnen Methoden und wie du sie für dich anwenden möchtest. Denke daran: Das Gehirn und all die Helferlein in unserem Körper machen das, was wir ihnen sagen, deshalb haben Gedanken so eine enorme Kraft auf unsere Gesundheit.
- Journaling kann dir dabei helfen, deine Gedanken zu sortieren und sie vor allen Dingen aus dem Kopf zu bekommen. Das kann sehr befreiend sein. Nutze das Journaling morgens oder abends, um alles aufzuschreiben, was dich belastet und aber auch, was du dir für dich und dein Leben wünscht.

Notfalltipps

Hier bekommst du meine absoluten Lieblingsnotfalltipps gegen Stimmungsschwankungen.

Ätherische Öle

Das Tolle an ätherischen Ölen ist, dass sie über ihren Duft wirken und wir mit bestimmten Düften positive Momente im Gehirn verknüpfen können. Zum einen wirken die Inhaltsstoffe der ätherischen Öle genau auf den Teil im Gehirn, der für unsere Emotionen zuständig ist. Zum anderen kann ein wohltuender Duft uns ein angenehmes Gefühl geben. Ätherische Öle können für uns ständige und schnell greifbare Wegbegleiter sein, die uns durch ihren Duft direkt aus der Situation holen können, weil sie uns etwas Vertrautes und Positives übermitteln.

Wie wendet man ätherische Öle am besten an?

- Dazu gibst du 1 bis 2 Tropfen deines gewünschten Öls auf die Hand, verreibst sie, formst die Hände zu einem Trichter und atmest danach 1 bis 2 Minuten tief ein.
- Die Handgelenkinnenseite, die Kuhle hinter dem Ohr sowie die Schläfen sind gute Stellen, um die Öle aufzutragen.
- Ätherische Öle können aber auch toll in einem Bad angewandt oder als Raumbeduftung durch einen Diffusor verwendet werden.

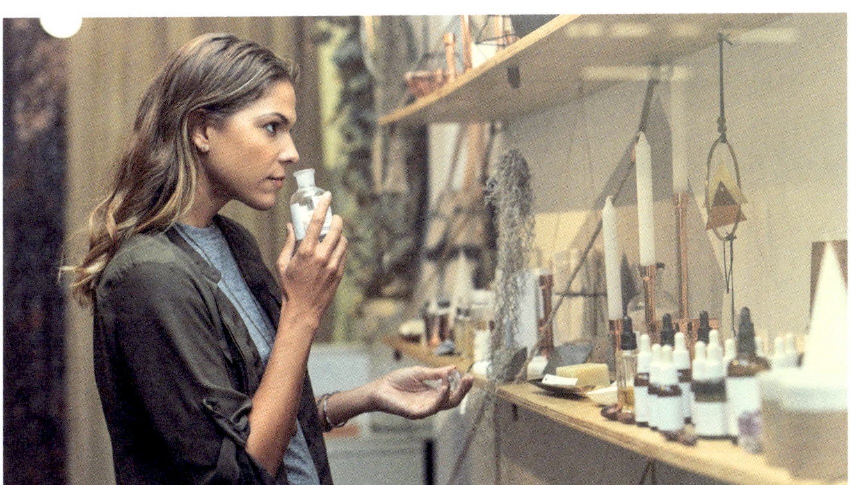

Welche ätherischen Öle können bei Stimmungstiefs helfen?

Bergamotte: Das frische, belebende Öl der Bergamotte hat eine antidepressive und stresssenkende Wirkung. Es kann ein Gefühl von Freude, Frische und Energie erschaffen und verbessert zudem die Zirkulation des Blutes.
Lavendel: Er hat eine tolle beruhigende Wirkung und liefert unserem Körper Entspannung. Lavendel kann man besonders gut auch im Vollbad verwenden oder abends aufs Kopfkissen auftragen. Es entspannt die Muskeln und bietet uns eine wohlige und sichere Wärme.
Muskatellersalbei: Er hat den Vorteil, dass er nicht nur die Stimmung reguliert, sondern auch noch auf das Hormonsystem wirken kann, weil er den Östrogenhaushalt ausbalanciert.
Urzitrone: Die Urzitrone wirkt im Gegensatz zu den anderen genannten Ölen eher belebend als entspannend. Was aber in der Situation des Stimmungstiefs nicht von Nachteil ist. Sie hilft gerade in traurigen Momenten, die Laune anzuheben.
Weihrauch: Weihrauch wird zu Recht »Königin der Öle« genannt. Für viele ist der Alltag voller Verpflichtungen und gespickt mit einem dichtem Programm. Weihrauch kann uns helfen, Energie zu mobilisieren, Ablenkung zu verringern und die Konzentrationsfähigkeit zu erhöhen. Er lindert Hyperaktivität, Ungeduld, Reizbarkeit und Ruhelosigkeit.
Ylang-Ylang: Dieses ätherische Öl hat eine krampflösende und entspannende Wirkung, zudem regt der Geruch die Ausschüttung von Endorphinen und Serotonin an.

Tipp:
Falls du gleich eine Kombination aus den passenden ätherischen Ölen gegen Stimmungsschwankungen brauchst, möchte ich dir gern den »Stimmungsmacher« von paopao essentials vorstellen. Eine zu 100 Prozent reine ätherische Öl-Mischung aus Jojobaöl, Muskatellersalbei, Lavendel, Urzitrone und Bergamotte.

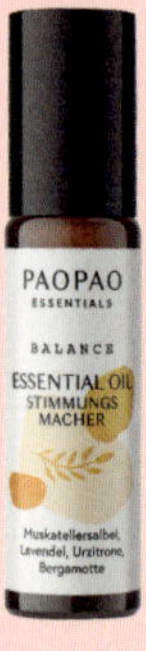

Wenn du denkst, es hilft gar nichts mehr

Solltest du dich in einer Situation befinden, in der du wirklich down bist und dir nicht mal das MoodBoard mehr hilft, aus deiner Situation herauszukommen, dann gebe ich dir nun drei Tipps. Bitte denke nicht groß darüber nach, sondern mach sie einfach. Sie werden dir helfen.

1. Die Powerdusche

Stelle dir ein Körperpeeling her, und reibe dich damit unter der Dusche ein. Am besten ist es, wenn du das Peeling sofort herstellst, sobald du das hier liest. Sonst hast du im Fall der Fälle eventuell nicht alle Zutaten zu Hause. Du brauchst folgende Dinge:

8 EL fein gemahlenes Salz
5 EL Kokosöl
2 TL Johanniskraut
5 Tropfen ätherisches Rosmarinöl
5 Tropfen ätherisches Lavendelöl

Teste die ätherischen Öle bitte vorab am Handgelenk aus, um eventuelle allergische Reaktionen zu vermeiden. Warte einen Tag ab, und wenn du keine Rötungen siehst, dann kannst du das Öl auf jeden Fall verwenden.
Am besten duschst du dich abwechselnd mit warmem und kaltem Wasser, danach reibst du das Peeling über deine Haut (auf den ganzen Körper, außer ins Gesicht und in die Haare). Lass es etwa zwei Minuten einwirken, und reibe es in der Zeit sanft in deine Haut ein. Danach machst du wieder eine Wechseldusche aus Warm und Kalt, bis das Peeling komplett abgewaschen wurde. Einmal tief durchatmen und dir etwas Gemütliches anziehen.

2. Raus mit dir!

Glaub mir, ich spreche aus Erfahrung: Es gibt nichts Schlimmeres, wenn man mal am Tiefpunkt seiner Stimmung angekommen ist, als sich dann zu Hause zu vergraben und in seine schlechte Stimmung hineinzusteigern. Man will nur noch einschlafen und hoffen, dass der nächste Tag gut läuft.

Ich habe da etwas Besseres für dich: Zieh deine Sportsachen an, und geh raus an die frische Luft. Du musst keinen Marathon laufen, aber ein bisschen Bewegung hilft dem Gehirn, Glückshormone anzuregen, und das wird sich sofort an deiner Stimmung zeigen. Denk nicht viel darüber nach, sondern mach es einfach: Jetzt! Leider hilft einfaches Spazierengehen nicht, dabei haben wir nämlich zu wenig Anstrengung, und die Wahrscheinlichkeit ist groß, dass man sich dadurch nur noch mehr in seinen Gedanken verliert. Also: Hopp, hopp, raus und eine moderate Runde Sport. Es wird dir helfen!

3. Lass die Stimmung tanzen!

Wie gesagt, denk nicht viel darüber nach, sondern mach nun Folgendes: Schalte deine Lieblingsmusikplattform an, und such nach einer Stimmungsplaylist. Stell deine Musikbox auf laut, und tanz einfach los. Es ist vollkommen egal, wie es aussieht, du lässt dich einfach auf die Musik ein und bewegst dich dabei. Das Tolle daran ist, dass wir durch die Bewegung von Armen und Beinen das Langzeit- und Kurzzeitgedächtnis aktivieren und beanspruchen. Dafür benötigen wir so viel Hirnkapazität, dass das Gehirn keine Zeit mehr hat, sich auch noch mit Negativem zu beschäftigen. Und wie wir bereits wissen, regt die Bewegung die Glückshormone an und lässt die Nervenzellen wachsen.

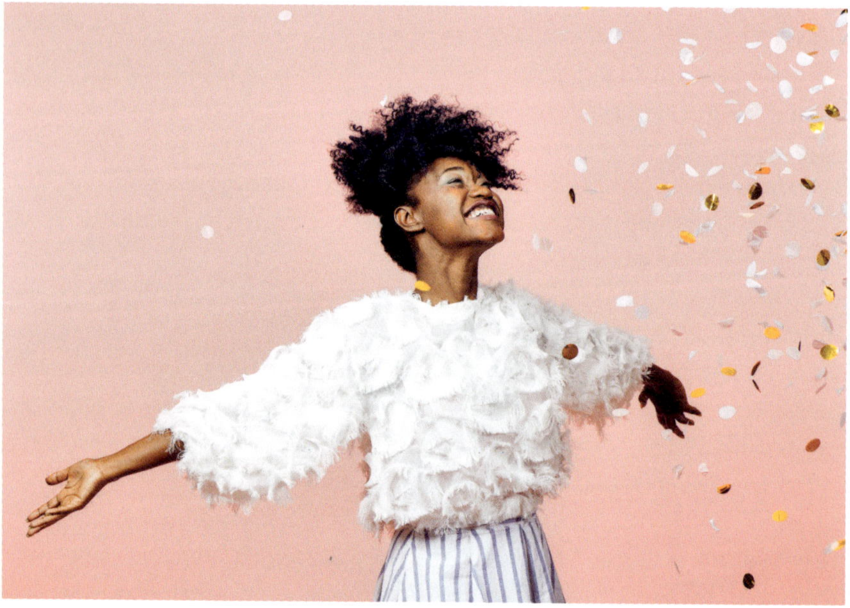

Eine LAUNE *ist eine* KLEINE LEIDEN-schaft.

Alfred de Musset (1810–1857)
Französischer Schriftsteller

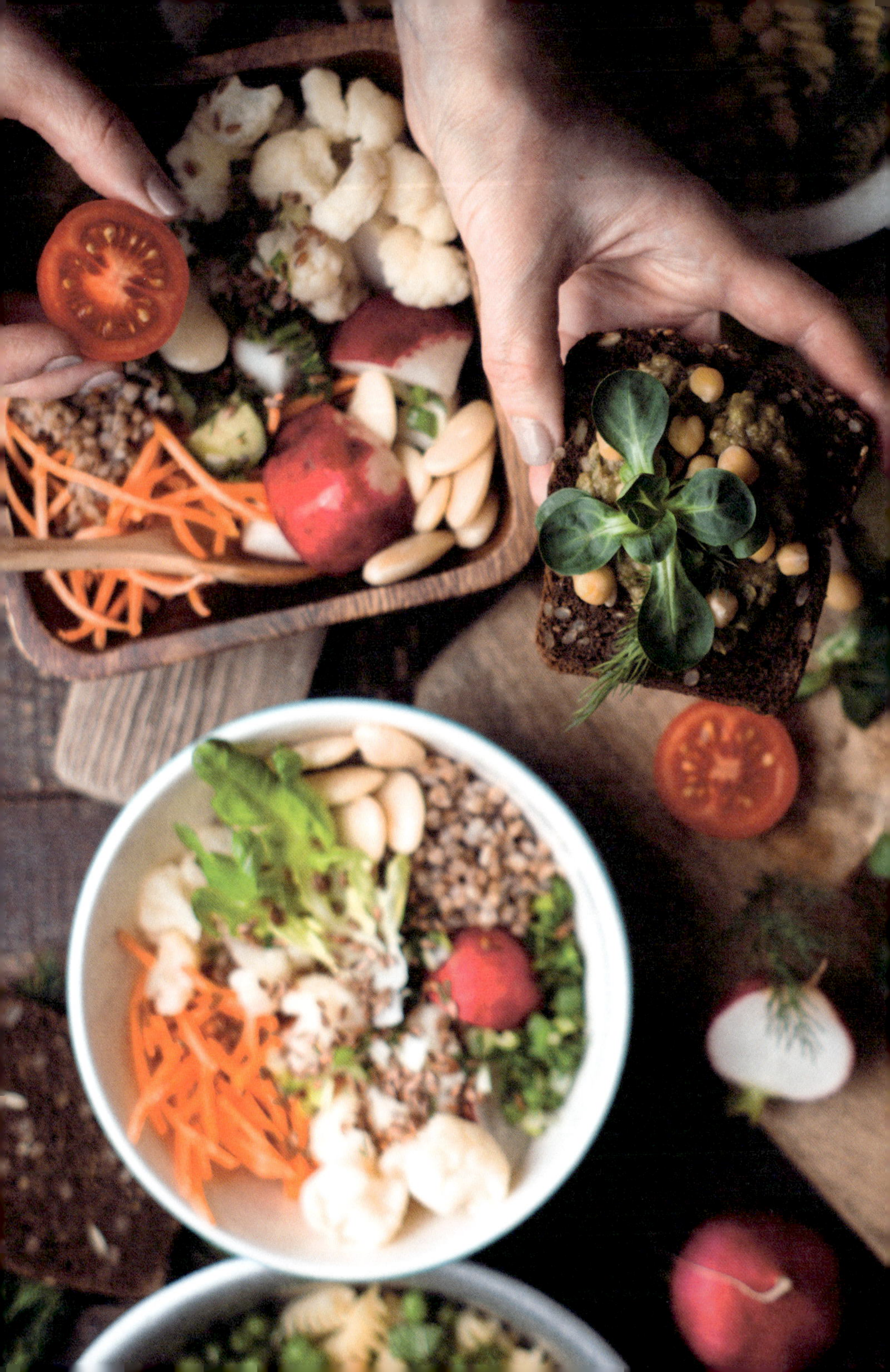

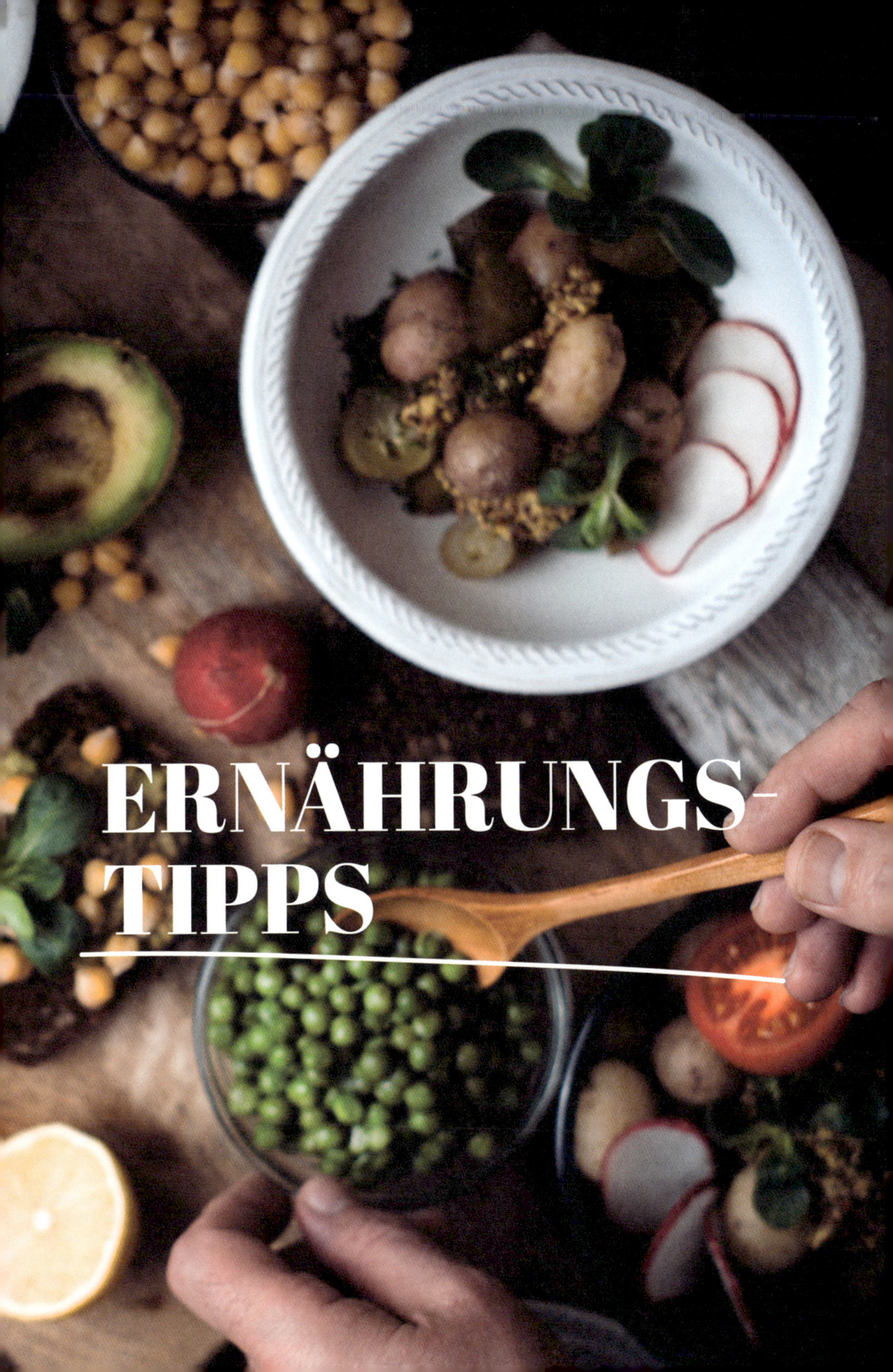

ERNÄHRUNGS-TIPPS

Gute-Laune-Nahrung

Gibt es überhaupt Lebensmittel, die im direkten Zusammenhang mit unserer Stimmung stehen? Das Problem liegt darin, dass das in Lebensmittel enthaltene Tryptophan, was dann im Körper zu Serotonin umgewandelt wird, nur schwer durch die Blut-Hirn-Schranke gelangt. Die Menge, die wir an tryptophanhaltigen Lebensmitteln konsumieren müssten, wäre für uns nahezu unmöglich. Es steht vor allem unser Blutzucker mit der Bildung von Serotonin in Verbindung. Also müssen wir der Nahrung einen besonderen Stellenwert in Bezug auf Stimmungsschwankungen geben.

So beschreibt der Verein der unabhängigen Ernährungsberater (UGB) die Situation wie folgt: »Auch andere Untersuchungen bestätigen, dass mit eiweißarmer Kost die Aufnahme des Tryptophans ins Gehirn wahrscheinlich effektiver verläuft. Bei Essen mit viel Eiweiß wird die Aminosäure dagegen sogar ausgebremst. Ab einem Proteinanteil von mehr als 20 Prozent ist Tryptophan gegenüber den anderen Aminosäuren an der Blut-Hirn-Schranke deutlich benachteiligt. Eine ausgewogene Kost mit viel Getreideprodukten, Obst und Gemüse, aber wenig Käse, Fleisch oder Nüssen vermag also offenbar labile Menschen zu stabilisieren und gleichzeitig ihre Stimmung zu heben.«[34]

Ich möchte dir im Folgenden einige Lebensmittel und ihre besondere Wirkweise vorstellen, die wir gegen unsere Stimmungstiefs nutzen können.

Nicht nur Serotonin ist wichtig für unsere Stimmung, auch **Dopamin**. Und dieses wird besonders durch folgende Lebensmittel unterstützt: Afa-Algen, Kürbiskerne, Leinsamen, getrocknete Erbsen, weiße Bohnen, Gerstengrassaftpulver.

Die **Gamma-Aminobuttersäure** ist ein anregender, stimulierender Neurotransmitter im zentralen Nervensystem. Seine Fähigkeit ist es, angstlösend und beruhigend auf den Körper zu wirken. Jedoch wird diese vorwiegend im Gehirn gebildet und kann nur selten aus der Nahrung gewonnen werden. Deshalb ist es ratsam, ihre Vorstufe Glutamin zu wählen. Diese findet man vorwiegend in Afa-Algen, Sojabohnen, Linsen, Petersilie, Tomaten, Avocados, Weintrauben, Pfirsichen, Erdbeeren und Bananen.

Vitamin B_1 gilt als das Nervenvitamin und findet sich vorwiegend in Weizenkeimen, Sonnenblumenkernen, Hefe, Erbsen, Goji-Beeren und Weizengrassaft.

Vitamin B_6 ist sehr wichtig, um eine normale psychische Funktion aufrechtzuerhalten. Du findest es in Bananen, Karotten, Brokkoli, Erbsen, Äpfeln und Weizenkeimen.

Folsäure, auch B_9 genannt, wird von den Botenstoffen im Gehirn benötigt, um eine stabile seelische Funktion zu sichern. Man findet Folsäure in Kichererbsen, Grünkohl, weißen Bohnen, Rosenkohl, Linsen, Erbsen, Spinat, Brokkoli und Spargel.

Für eine gute Serotoninbildung benötigt der Körper ausreichend **Magnesium**. Es ist enthalten in Haferflocken, Weizenvollkornmehl, Naturreis, grünem Blattgemüse und grünen Bohnen.

Das menschliche Gehirn besteht zu einem Teil aus essenziellen Fettsäuren wie den **Omega-3-Fettsäuren**. Auch scheinen der Stoffwechsel von Serotonin und die Fettsäuren eng miteinander verbunden zu sein. Depressive Menschen mit einem Mangel an Serotonin haben häufig auch einen Mangel an Omega-3-Fettsäuren. Da Fisch Vitamin D enthält, welches die Serotoninproduktion im Gehirn fördert, könnte das den stimmungsaufhellenden Effekt erklären. Lebensmittel wie Lachs, Sardinen, Walnüsse und Avocados können dabei besonders helfen.

Wissenschaftler verglichen die natürliche Wirkung des in der **Kurkuma** enthaltenen Stoffs Kurkumin mit der eines gewöhnlichen Antidepressivums. Das Ergebnis war ein stimmungsaufhellender Effekt ohne Nebenwirkungen, da Kurkumin die Produktion der Neurotransmitter Serotonin und Dopamin im Gehirn anregt.

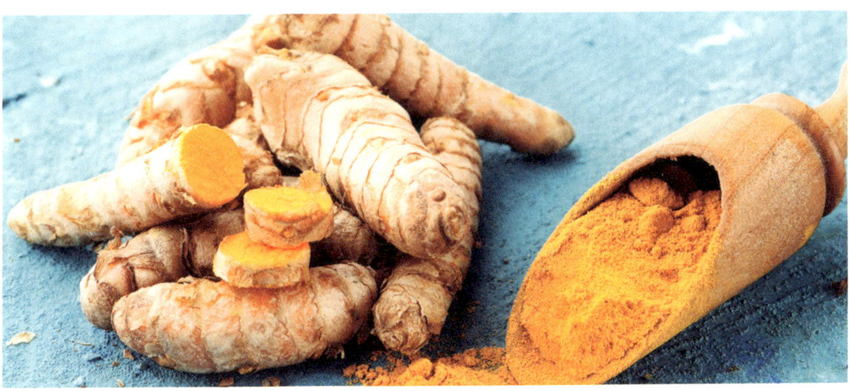

Schlechte-Laune-Nahrung

Zucker gilt als sehr ungesundes Lebensmittel. Er löst Erkrankungen wie Diabetes aus, macht dick und trägt laut Experten maßgeblich zur Entstehung von Krebs, Magengeschwüren und Verdauungsstörungen bei. Er ist derart aggressiv, dass Menschen, die Zucker nie kennengelernt haben, ihn sofort wieder ausspucken würden, da er im Mund ein brennendes Gefühl erzeugt. Indem er unzählige negative Reaktionen im Körper auslöst und sehr unausgewogen auf den Organismus wirkt, ruft er auch viele emotionale und seelische Dysfunktionen auf den Plan. Reizbarkeit, Stimmungsschwankungen, Verwirrung und Angstgefühle können durch Zucker ausgelöst werden.

Weißmehl oder auch Weizenmehl kämpft schon lange mit seinem schlechten Ruf, zu Recht. Gänzlich darauf zu verzichten gilt als echte Herausforderung, da Weizen in unzähligen Produkten wie Nudeln, Müsli, Tiefkühlgerichten oder Suppen verarbeitet wird. Um glücklicher zu werden, ist ein weitgehender Verzicht unausweichlich. Weizen ist mitverantwortlich für Müdigkeit, Schlaflosigkeit, Hungerattacken, Übersäuerung und Stimmungsschwankungen.

Mononatriumglutamat (MNG) wird umgangssprachlich als **Glutamat** bezeichnet und steckt hauptsächlich in Fertiggerichten, aber auch in Gewürzmischungen oder in Chips & Co. Glutamate verlängern die Haltbarkeit vieler Produkte. Gleichzeitig wertet der Geschmacksverstärker die Schmackhaftigkeit vieler Rezepturen mit wenig Kosten künstlich auf. MNG steht im Verdacht, Benommenheit, Übelkeit und Überempfindlichkeiten auszulösen.

Hydrierte Öle finden sich am häufigsten in Fertigprodukten und verbessern den Geschmack sowie die Haltbarkeit. Bei der Herstellung von hydrierten Ölen bilden sich **Transfettsäuren**, die nur schwer verdaulich sind und den Cholesterinspiegel negativ beeinflussen. Schlechte Laune und Verworrenheitsgefühle sind durch zu viel hydrierte Fette keine Seltenheit. Gesunde Alternativen sind kalt gepresste pflanzliche Öle wie Kokosöl oder Olivenöl.

Koffein! Nun werden wahrscheinlich einige Frauen die Hände über dem Kopf zusammenschlagen. Nein, bitte nicht mein heiß geliebter Kaffee! Fast jeder dritte Deutsche kann morgens nicht ohne Kaffee in den Tag starten. An mir selbst fällt mir auf, dass Kaffee für mich mittlerweile ein absolutes Ritual geworden ist. Und ich werde da ziemlich zickig, wenn man es mir nehmen möchte. Schauen wir uns näher an, was das Problem mit Kaffee und unserer Stimmung ist. Koffein hat eine stimulierende Wirkung, was den Blutzuckerspiegel schnell ansteigen lässt und dann zum Abfallen bringt. Dies trägt zur Achterbahnfahrt des Blutzuckerspiegels bei und vor allen Dingen zur Freisetzung von Adrenalin. Was dann passiert, wissen wir bereits.

Vielleicht hast du das selbst bei dir schon bemerkt, du trinkst eine Tasse Kaffee am Morgen, und damit geht es dir noch sehr gut. Aber bereits bei der zweiten beginnt eine innere Unruhe und teilweise sogar Herzrasen. Dies ist ein eindeutiges Anzeichen, dass man den Koffeingehalt unbedingt reduzieren oder besser komplett streichen sollte.

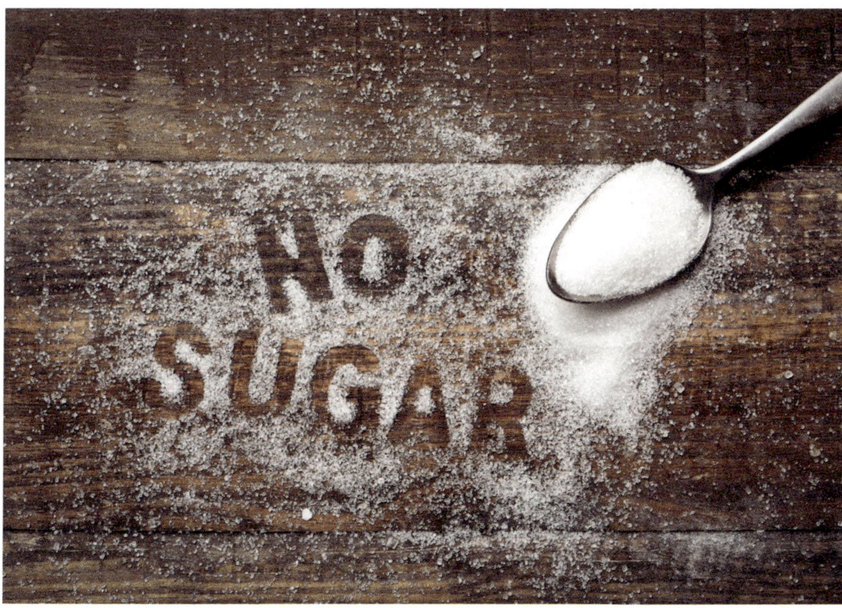

Gesunde Kräuter

Die Melisse, auch **Zitronenmelisse**, ist eine Pflanze aus der Familie der Lippenblütler. Sie stammt aus dem östlichen Mittelmeerraum und kann bis zu 30 Jahre alt werden. Die Zitronenmelisse wirkt ausgleichend auf das Nervensystem und fördert die Konzentrationsfähigkeit. Doch vor allem entfaltet die Melisse ihre wohltuende Wirkung auf deine Psyche. Sie vertreibt trübe Stimmung, hellt die Seele auf, fördert die Entspannung und löst Ängste.

Heutzutage ist **Johanniskraut** ein beliebtes alternatives Antidepressivum in Deutschland und in ganz Europa. Die Forschungslage über die Wirksamkeit von Johanniskraut zur Behandlung von Depressionen ist gemischt. Eine 2009 in Evidence-Based Mental Health veröffentlichte Studie[35] hat gezeigt, dass Johanniskraut durchaus vorteilhaft wirken kann. Das Kraut scheint auch weniger unerwünschte Nebenwirkungen als traditionelle Depressionsmedikamente zu verursachen.

Ein weiteres Geschenk aus der Natur ist die **Süßholzwurzel**. Sie hat die tolle Fähigkeit, den Cortisolspiegel auszugleichen und die Nebennieren zu stärken, was wiederum gut für unseren Energiehaushalt und die Stimmung ist.

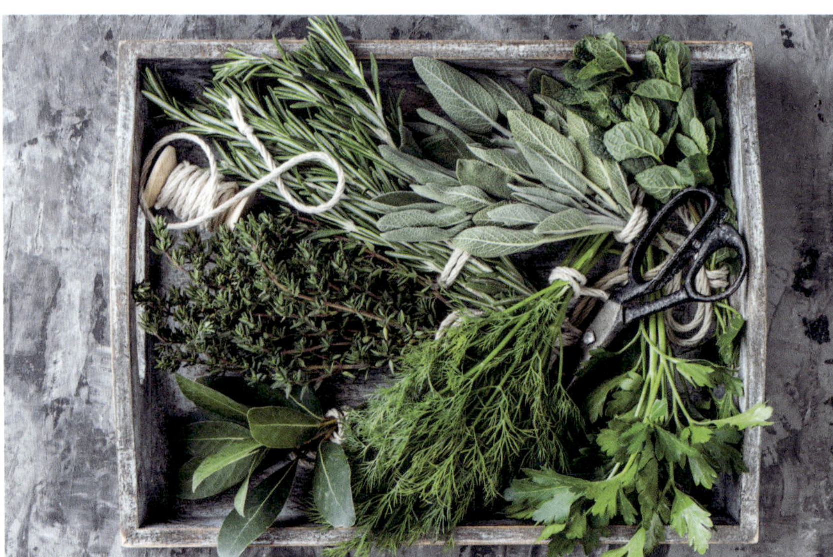

Vitalstoffe

Jeder Prozess im Körper, egal ob es um die Verdauung geht oder ob ein Hormon von A nach B transportiert wird, hängt mit Nährstoffen zusammen. Hätten wir keine Nährstoffe, würde das alles nicht funktionieren. Mit ein Grund, warum viele Frauen möglicherweise unter Stimmungsschwankungen leiden. Kämpft unser Körper mit Vitalstoffmängeln, kann es sehr schnell zu Verstimmungen kommen. Jedes Vitamin oder jeder Mineralstoff hat seine eigene Aufgabe und Verantwortung.

Vitamin B_6

Fehlt Vitamin B_6, kann der Körper Eiweißstrukturen nur unzulänglich auf- und abbauen. Als Erstes werden wir das an der Stimmung spüren. Typische Beschwerden eines B_6-Mangels sind Müdigkeit, Antriebsschwäche, Konzentrationsschwäche, Vergesslichkeit, Schlaflosigkeit, Depressionen.

In einer Studie[36] wurde der direkte Zusammenhang zwischen B_6 und PMS untersucht. In erster Linie ging es darum herauszufinden, inwieweit durch Vitamin B_6 eine allgemeine Verbesserung der prämenstruellen Symptome beobachtet werden konnte und ob auch die prämenstruelle Depression damit positiv beeinflusst werden konnte. Das Ergebnis zeigte, dass Vitamin B_6 bei allen Formen des PMS signifikant wirksamer war als sein Placebo. Stimmungsschwankungen wurden in dieser Studien explizit untersucht, und so konnten die Beschwerden bei 63 Prozent der Probandinnen gelindert werden.

Lebensmittel mit Vitamin B_6:

Avocados, Lachs, Linsen, Makrelen, Sardinien, Sesam, Sonnenblumenkerne, Zucchini

Magnesium

Magnesium ist im Körper an wichtigen Stoffwechselprozessen beteiligt, zu denen zum Beispiel die Produktion von Serotonin gehört. Gerade in Kombination mit Vitamin B_6 soll Magnesium unterstützend gegen Stimmungsschwankungen wirken. Nicht zuletzt auch, weil Magnesium unseren Blutzuckerspiegel mit reguliert.

Lebensmittel mit Magnesium:

Bananen, Himbeeren, Hülsenfrüchte, Leinsamen, Sonnenblumenkerne

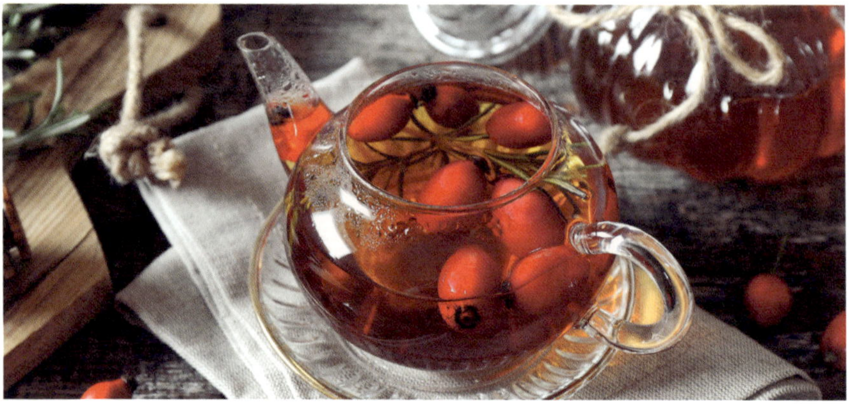

Vitamin C

Genau wie Vitamin B_6 ist auch Vitamin C an der Biosynthese des Neurotransmitters Serotonin beteiligt. Wichtig ist, dass man Vitamin C aus natürlichen Quellen einnimmt, weil diese die höchste Bioverfügbarkeit haben.

Lebensmittel mit Vitamin C:
Die Acerolabeere und auch die Hagebutte sind optimale Vitamin-C-Lieferanten und in Pulverform oder Kapseln erhältlich.

Zink

Zink stärkt unser Immunsystem und hilft ihm dabei, Viren und Bakterien abzutöten. Dazu schützt es auch noch unser Hormonsystem.

Lebensmittel mit Zink:
Austern, Haferflocken, Kürbiskerne, Linsen, Mohnsamen, Pekannüsse

Vitamin B_{12}

Vitamin B_{12} ist besonders wichtig, weil es wie das Vitamin B_6 das zentrale Nervensystem stärkt.

Lebensmittel mit Vitamin B_{12}:
Austern, Forellen, Heringe, Rinderleber, Rindfleisch. Für Vegetarier empfiehlt sich ein B_{12}-Supplement.

Warum man seinen Nährstoffspiegel testen lassen sollte

Ich kann nur jeder Frau (natürlich auch Männern) ans Herz legen, sich einen Überblick über die eigenen Blutwerte und besonders über die Nährstoffe geben zu lassen. Die Blutwerte sind unser Gesundheitszeugnis, stimmt dort alles, sind wir in einer guten Verfassung, und der Körper hat alles, was er braucht. Besteht allerdings ein Mangel oder eine Minus-Tendenz, dann ist es an der Zeit einzugreifen und nicht erst dann, wenn es schon zu spät ist und wir uns mit Beschwerden plagen müssen.

Wichtig ist, dass man seinem Arzt direkt die gewünschten Vitalstoffe nennt. Diese Werte sollte man prüfen lassen: Vitamin C, Vitamin B_{12}, Vitamin B_6, Magnesium und Zink.

Leider muss man, um diese Werte kontrollieren zu lassen, die Kosten dafür selbst tragen. Frage bei deinem Arzt vorher nach, wie teuer das für dich wird. Ich kann es dir nur ans Herz legen, es ist eine Investition in dich und deine Gesundheit.

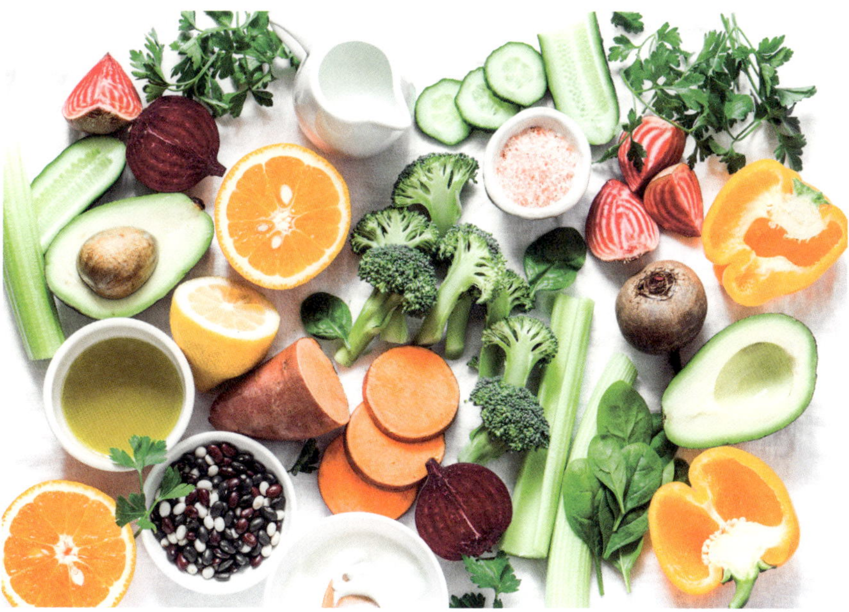

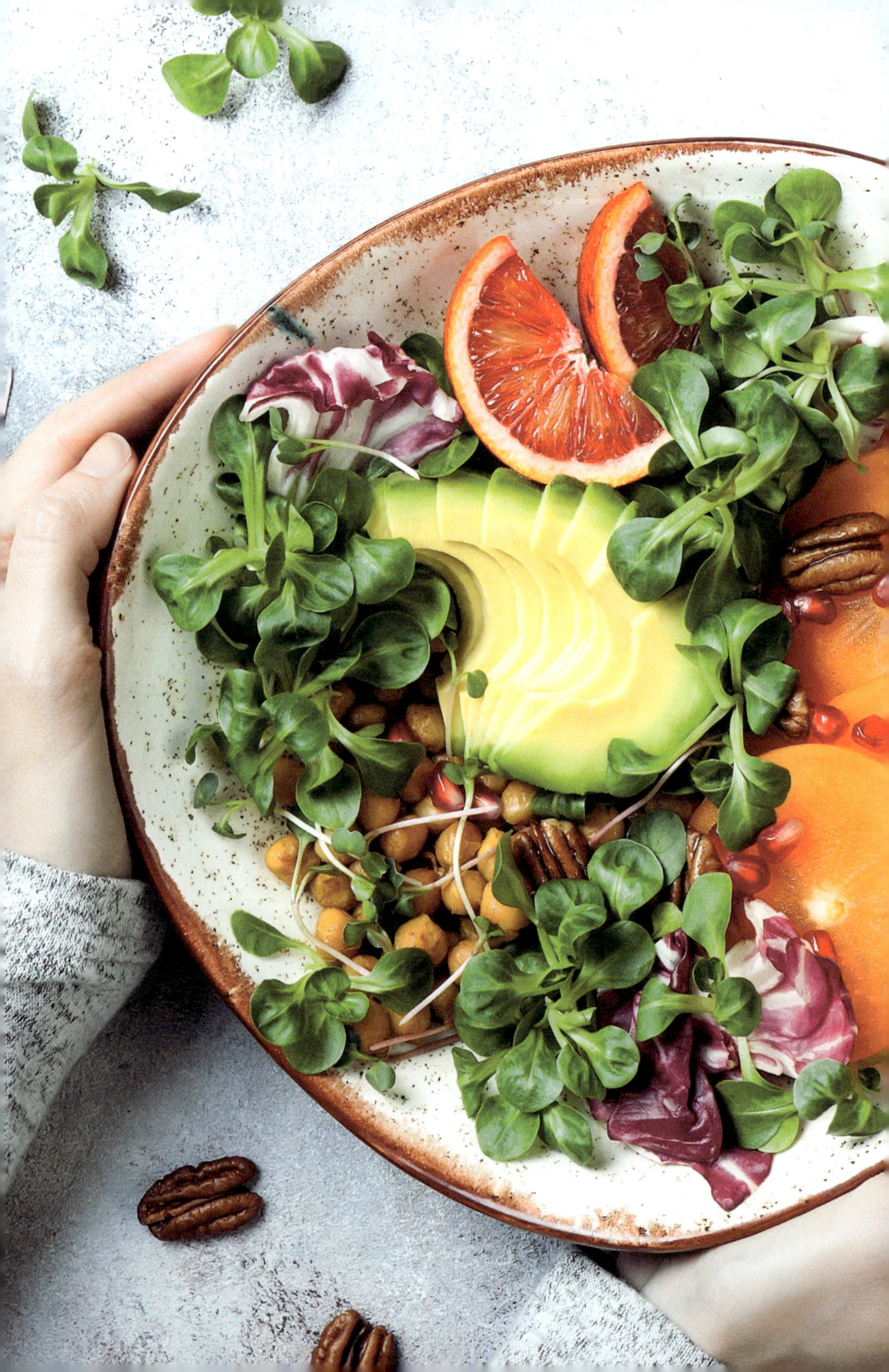

REZEPTE

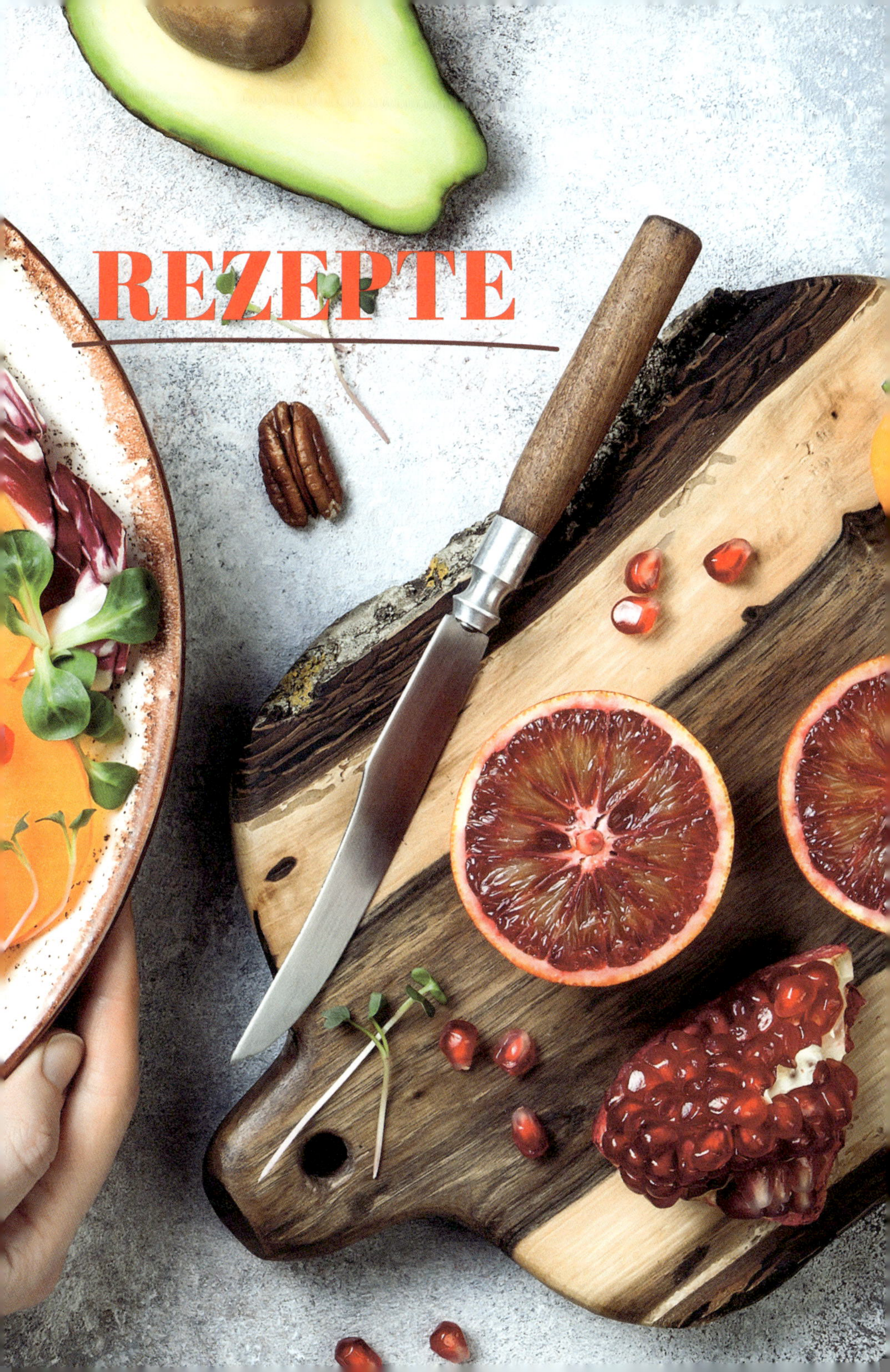

FRÜHSTÜCK

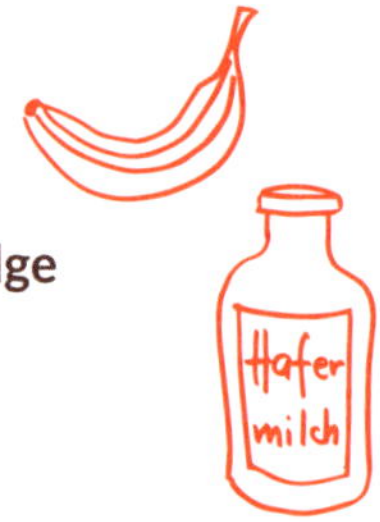

Fruchtiges Haferporridge

Für 1 Person

Zutaten:

125 ml Hafermilch
1 EL geschrotete Leinsamen
2 EL gemahlene Weizenkleie
50 g Haferflocken
¼ TL gemahlener Zimt
1 TL Zitronensaft
1 Banane
1 Apfel
1 Handvoll Heidelbeeren
20 g Mandelblätter

Zubereitung:

Hafermilch, Leinsamen, Weizenkleie, Haferflocken, Zimt und Zitronensaft in ein sauberes Schraubglas füllen. Dieses verschließen und etwa 30 Sekunden schütteln, bis sich alles vermengt hat. Glas verschlossen über Nacht quellen lassen und im Kühlschrank lagern.

Am nächsten Morgen die Banane schälen und zusammen mit dem entkernten Apfel in kleine Stücke schneiden. Apfel, Banane und Heidelbeeren zur Mischung geben und Mandelblätter darüberstreuen.

Tipp:

Wer möchte, kann das Porridge auch warm essen. Dafür Hafermilch, Leinsamen, Weizenkleie und Haferflocken in einem Topf auf mittlerer Hitze köcheln lassen. Zimt und Zitronensaft danach dazugeben. Anschließend das Obst untermischen.

Leinsamen liefern nicht nur wichtige Ballaststoffe für den Darm, sondern unterstützen den Körper auch bei der Dopaminbildung.
Bananen haben eine wunderbare beruhigende Wirkung auf das zentrale Nervensystem.

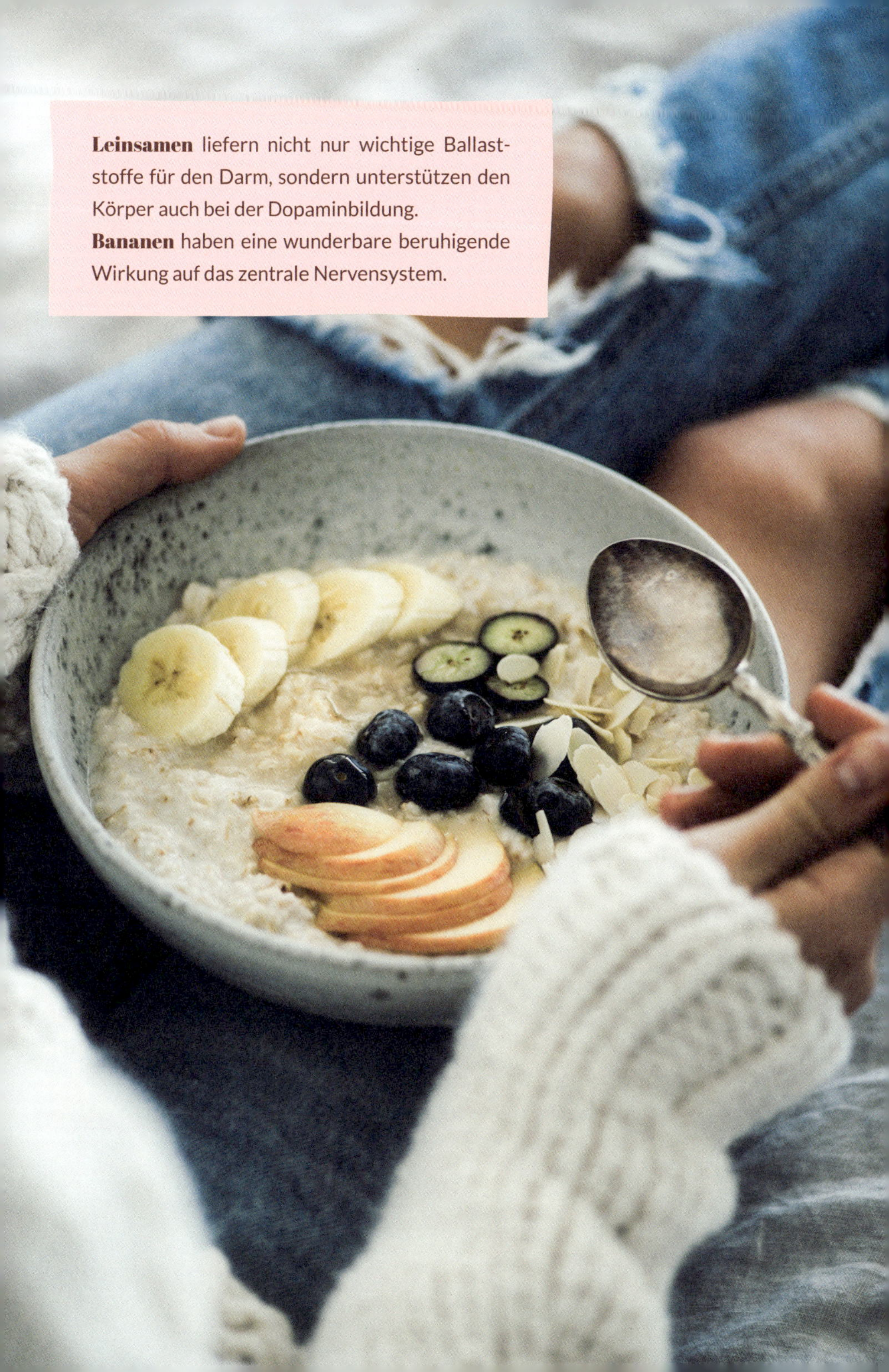

Homemade-Knuspermüsli

Für 2 Personen

Zutaten:

120 ml heißes Wasser
2 Beutel Chai-Tee
2 EL Ahornsirup oder Dattelsirup
35 g Sesampaste (Tahini)
2 EL Kokosöl
250 g kernige Haferflocken
150 g Kokosraspel
150 g Walnüsse
50 g Kürbiskerne
75 g Sonnenblumenkerne
4 EL geschrotete Leinsamen
200 g fermentierter Joghurt
2 Aprikosen
Je 1 Handvoll Heidelbeeren und Mandeln zur Garnierung

Zubereitung:

Das Wasser in eine Schüssel geben, die Teebeutel hineinhängen und 5 Minuten ziehen lassen. Die Beutel dann wieder entfernen. Den Tee in einen Mixer gießen, Sirup, Sesampaste und Kokosöl dazugeben und alles pürieren. Die Mischung beiseitestellen.

Die restlichen Zutaten bis auf den Joghurt und das Obst in eine große Schüssel geben, die Chai-Soße darübergeben und alles vermengen.

Ein Backblech mit Backpapier auslegen und den Ofen auf 180 Grad Ober-/Unterhitze vorheizen. Die Müslimischung gleichmäßig darauf verteilen und 30 bis 40 Minuten auf mittlerer Schiene backen. Dabei alle 10 Minuten umrühren, damit das Müsli gleichmäßig knusprig wird und nicht anbrennt.

Nun kannst du den Joghurt in eine Schüssel geben, das Obst zerkleinern, das Knuspermüsli nach dem Backen hinzugeben und alles miteinander vermischen. Das Knuspermüsli kann man wunderbar einige Tage aufbewahren.

Kürbiskerne liefern wichtige Gamma-Aminobuttersäure, welche eine anregende und stimulierende Wirkung auf das Nervensystem hat. **Sonnenblumenkerne** kann man auch als pure Nervennahrung bezeichnen, denn sie sind ein hervorragender Lieferant von Vitamin B_1.

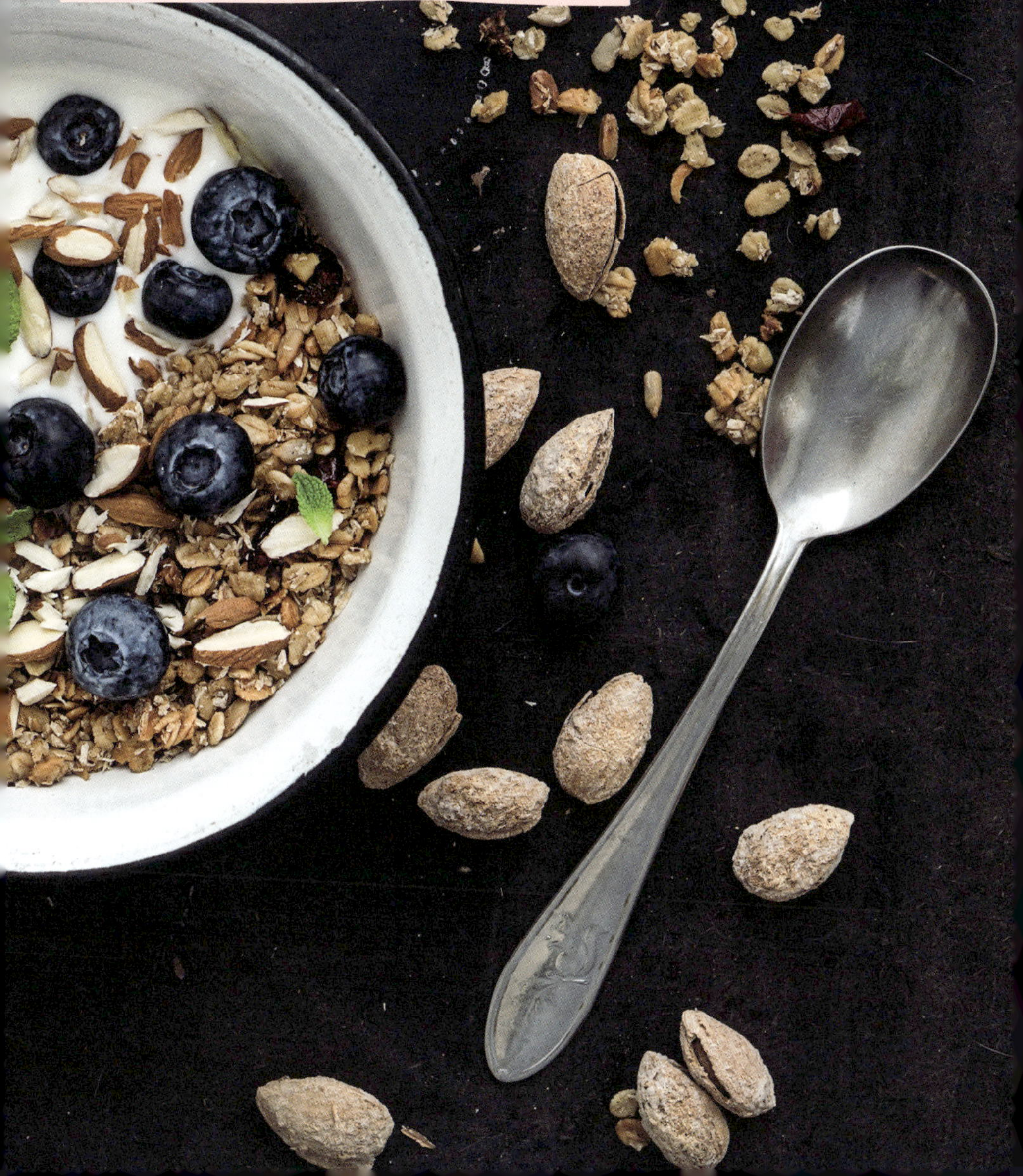

Life-Changing-Bread mit Lachs und Avocado

Zutaten für das Brot:
145 g Haferflocken
135 g Sonnenblumenkerne
90 g geschrotete Leinsamen
65 g Haselnüsse
2 EL Chia-Samen
4 EL gemahlene Flohsamenschalen
1 ½ TL Meersalz
1 EL Ahornsirup oder Agavendicksaft
3 EL geschmolzenes Kokosöl
350 ml Wasser

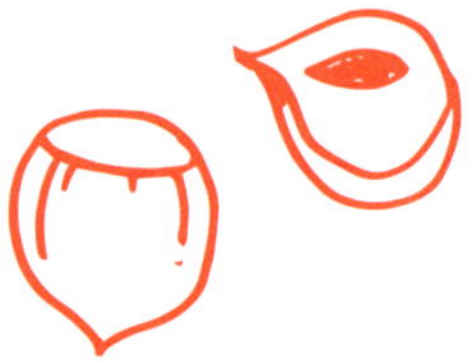

Zubereitung:
Zuerst die trockenen Zutaten in einer Schüssel vermengen. Anschließend Ahornsirup oder Agavendicksaft mit Kokosöl und Wasser verrühren und dazugeben. Alles zu einem Teig verkneten. Der Teig ist eher bröselig, und man muss ihn ein bisschen zusammendrücken.
Dann gleich in eine mit Backpapier ausgelegte Kasten- oder kleine Auflaufform geben und mindestens für 2 Stunden, besser über Nacht, abgedeckt stehen lassen.
Kurz vor dem Backen die Oberfläche nochmals mit etwas Wasser bepinseln und bei 180 Grad Ober-/Unterhitze auf mittlerer Schiene im vorgewärmten Ofen auf einem Rost für 30 Minuten backen. Anschließend das Brot vorsichtig aus der Form nehmen, wieder auf den Rost legen und für weitere 30 Minuten fertig backen.

Tipp:
Wer kein Kokosöl zu Hause hat,
kann stattdessen auch Olivenöl verwenden.

Zutaten für das Topping:

½ Avocado
Etwas Zitronensaft
1 Prise Meer- oder Himalaja-Salz
Etwas Pfeffer
2 Scheiben geräucherter Wildlachs
Evtl. einige Sprossen oder Rucola

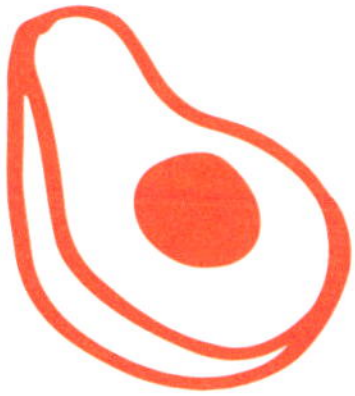

Avocado mit Zitronensaft, Salz und Pfeffer mit einer Gabel zerdrücken.
Ein oder zwei Scheiben Life-Changing-Bread auf einen Teller geben, das Avocado-Mus daraufstreichen und jeweils eine Scheibe Lachs darauflegen. Wer mag, kann noch ein paar Sprossen oder Rucola auf den Lachs geben.

Dieses Frühstück hat es in sich. Das Life-Changing-Bread liefert neben seinen **Samen** nicht nur wichtige Elemente für die Glückshormonbildung. Das Topping aus **Avocado** und **Wildlachs** bietet auch noch wichtige Omega-3-Fettsäuren für eine deutliche Verbesserung unserer Stimmung.

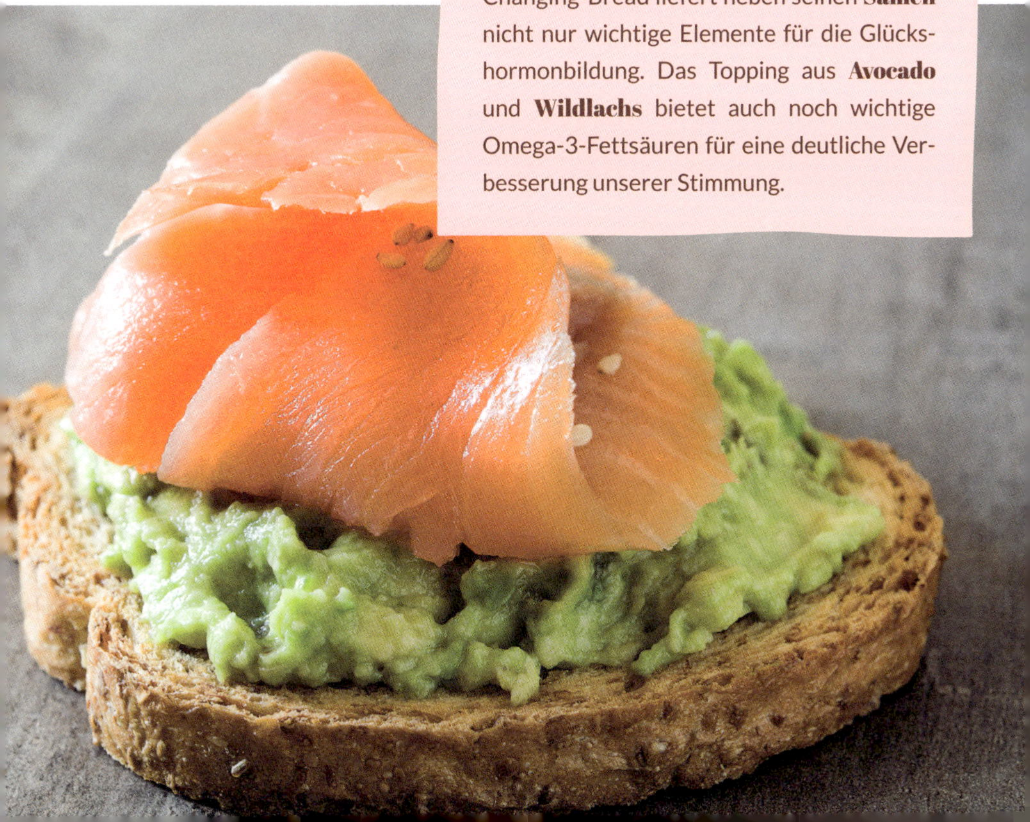

Karotten-Pastinaken-Suppe

Für 2 Personen

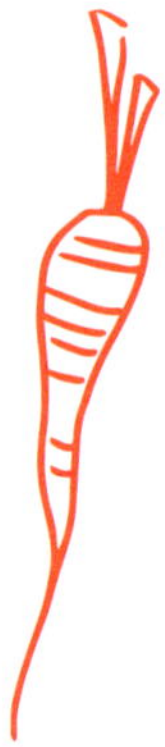

Zutaten:

2 Karotten
2 Pastinaken
1 Knoblauchzehe
200 ml Gemüsebrühe
2 EL Hafersahne
¼ Bund frischer Oregano
½ Bund frische Petersilie
Etwas Chili, Salz und Pfeffer

Zubereitung:

Karotten, Pastinaken und Knoblauchzehe schälen, und alles in kleine Stückchen schneiden. Gemüsebrühe in einen Topf geben und gemeinsam mit dem Gemüse zum Kochen bringen. Sobald das Gemüse weich ist, alles in einem Mixer pürieren, davor etwas von dem Sud abnehmen, sonst wird die Suppe zu wässrig.
Nun Hafersahne zum Verfeinern dazugeben. Alles für etwa 3 Minuten auf höchster Stufe mixen, bis eine cremige Konsistenz entsteht.
Oregano und Petersilie klein schneiden und über die Suppe geben. Die Suppe mit Chili, Salz und Pfeffer abschmecken.

Getoppt mit frischen Kräutern aus **Petersilie** und **Oregano** liefert diese wärmende Suppe wertvolle Nährstoffe für den ganzen Körper, aber vor allen Dingen Glutamin, die Vorstufe eines wichtigen Neurotransmitters für das Nervensystem.

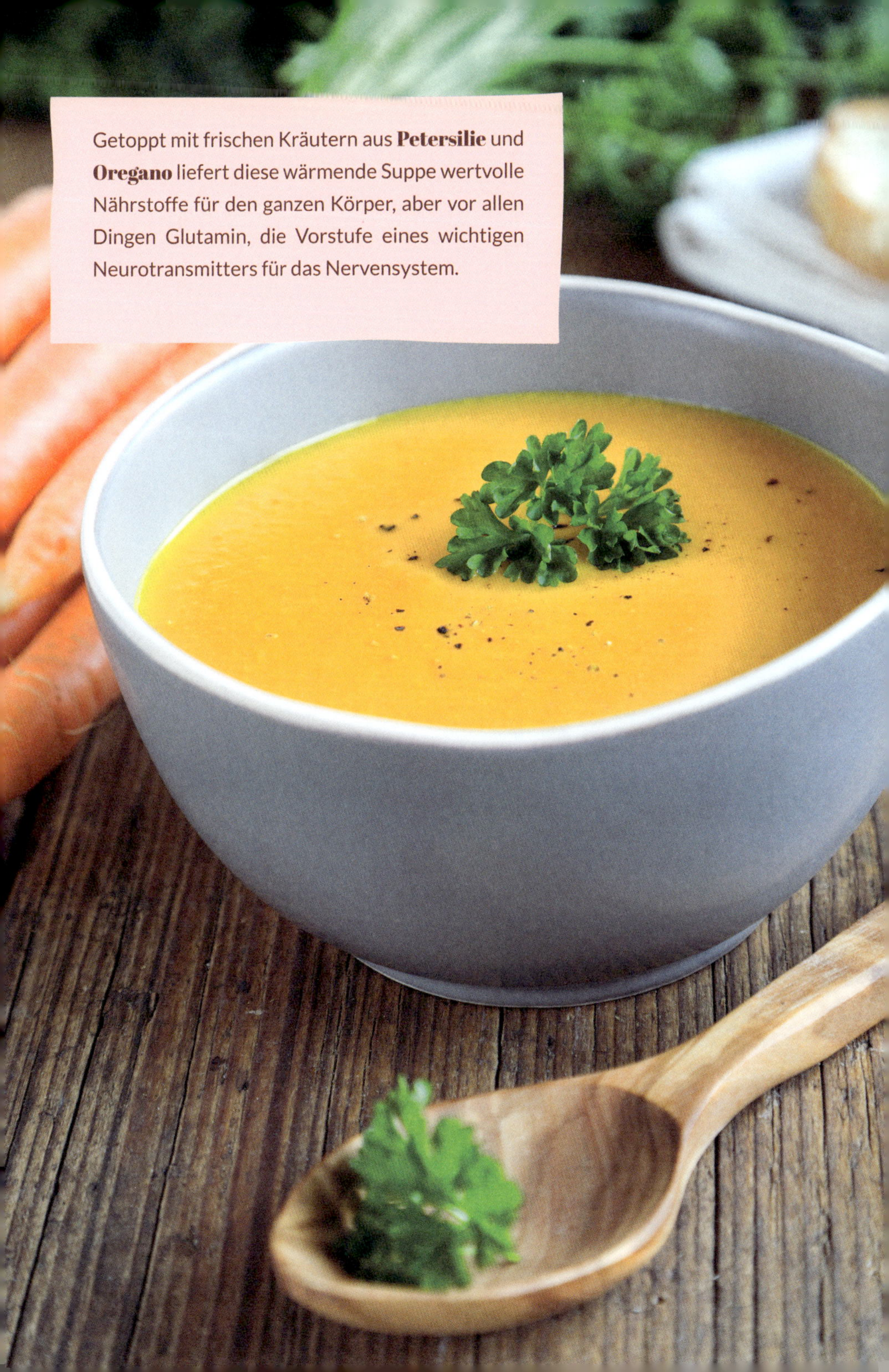

Frischer Salat mit Brokkoli und Blumenkohl

Für 2 Personen

Zutaten für den Salat:

200 g Brokkoli, Blumenkohl (Gesamtmenge)
Etwas Salz
2 EL Apfelessig
2 EL Olivenöl
150 ml Gemüsebrühe
80 g Linsen
20 g Walnusskerne
100 g Babyspinat
1 Orange
1 kleine Zwiebel
2 Karotten

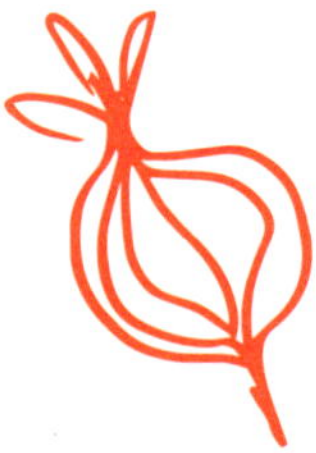

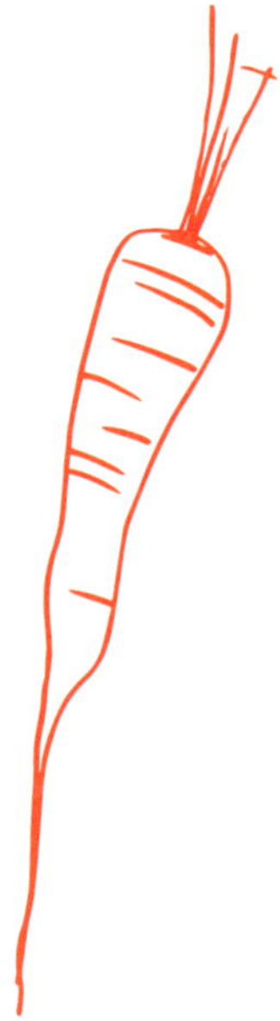

Zutaten für das Dressing:

75 g Naturjoghurt
15 ml Zitronensaft
Etwas Salz und Pfeffer
½ Knoblauchzehe
10 g Ingwerknolle

Zubereitung:

Brokkoli und Blumenkohl waschen und in sehr kleine Stücke teilen. Salz, Apfelessig und Olivenöl zugeben, leicht durchmengen und etwa eine halbe Stunde ziehen lassen. Das Gemüse bleibt roh.

Gemüsebrühe aufkochen, Linsen einrühren und zugedeckt auf niedriger Stufe etwa 10 bis 15 Minuten köcheln und quellen lassen. Linsen danach umfüllen und abkühlen lassen.

Walnusskerne in einer Pfanne (ohne Fett, mittlere Hitze) etwa 5 Minuten anrösten. Abkühlen lassen und dann grob hacken.

Spinat waschen und abtropfen lassen.

Orange von der Schale befreien und in kleine Stücke schneiden. Zwiebel und Karotten schälen und in kleine Würfel schneiden.

Für das Dressing Joghurt, Zitronensaft, Salz und Pfeffer in eine Schüssel geben. Knoblauch schälen, pressen und dazugeben. Ingwer schälen, reiben und ebenfalls mit dem Dressing vermengen.

Linsen, Brokkoli, Blumenkohl, Möhren, Babyspinat, Zwiebel und Orange auf zwei Teller verteilen, Walnüsse darübergeben und alles mit dem Dressing vermengen.

Linsen enthalten Vitamin B_9, welches zur seelischen Stabilität beiträgt.
Brokkoli ist ein Folsäure-Lieferant und hilft dem Gehirn, die Basis für eine normale psychische Funktion zu schaffen. Außerdem enthält Brokkoli reichlich Vitamin C, das unser Immunsystem stärkt.

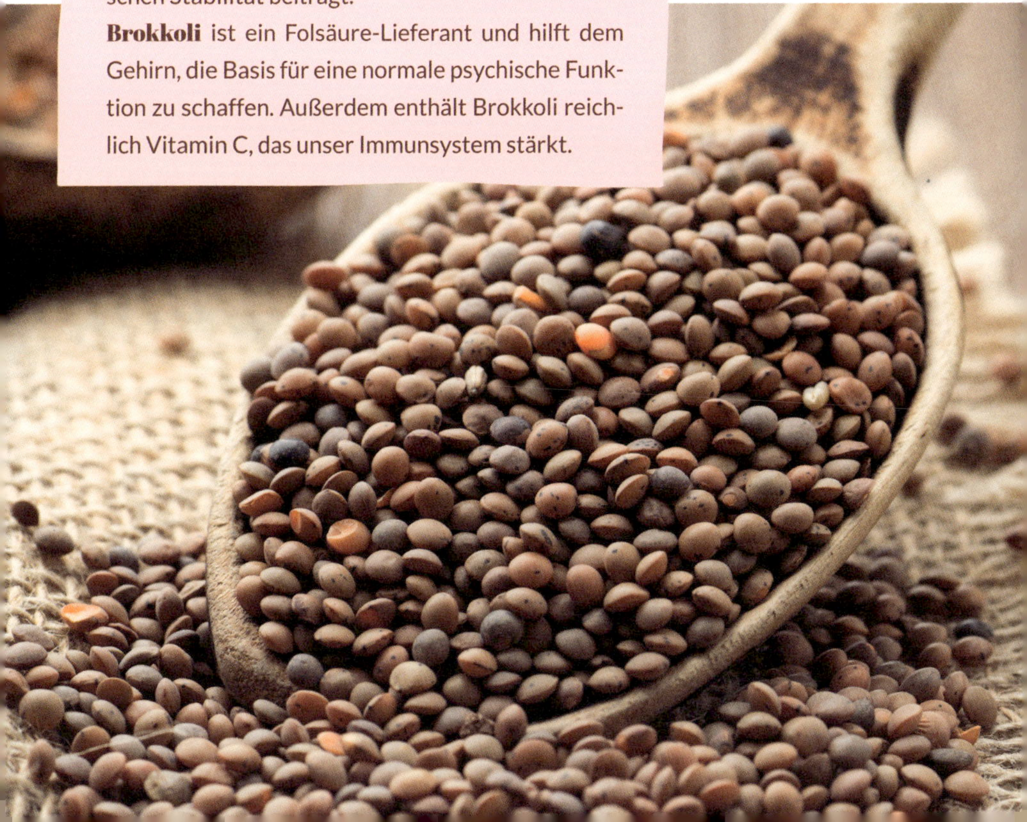

Grünkohlauflauf mit Nusskruste

Für 2 Personen

Zutaten:

100 g Zwiebeln
2 Karotten
500 g Grünkohl
5 EL Kokosöl
80 g Gemüsebrühe
50 g Haferflocken
100 g gekochte Kichererbsen
20 g Sonnenblumenkerne
Etwas Meersalz
Etwas Pfeffer
Je 1 Prise Kreuzkümmel, Koriander, Muskatnuss

Zubereitung:

Zwiebel und Karotten schälen und in Scheiben schneiden. Grünkohl waschen, putzen, zerpflücken.
Die Zwiebeln in einer Pfanne mit 2 EL Kokosöl andünsten, Karotten und Grünkohl dazugeben und mit Gemüsebrühe ablöschen. Alles für etwa 20 Minuten bei geringer Hitze dünsten.
Haferflocken, gekochte Kichererbsen und Sonnenblumenkerne mit 2 EL Kokosöl in einer Pfanne mit leichter Hitze für etwa 5 Minuten anrösten.
Eine Auflaufform mit 1 EL Kokosöl ausstreichen. Das Gemüse noch etwas würzen und darauf die Kichererbsen, Sonnenblumenkerne und Haferflocken verteilen und leicht unterheben.
Den Auflauf bei 200 Grad Ober-/Unterhitze auf mittlerer Schiene für etwa 10 Minuten backen.

Tipp:
Wer möchte, kann über den Auflauf vor dem Backen noch eine vegane Mac-and-Cheese-Soße geben.

Zutaten für vegane Mac-and-Cheese-Soße:
75 g Kartoffeln
30 g Karotten
½ mittelgroße Zwiebel
130 ml Wasser
30 g Cashewnüsse
1 Knoblauchzehe
1 TL Senf
½ TL Muskatnuss, gerieben
½ TL Zitronensaft
Etwas Salz und Pfeffer

Kartoffeln, Karotten und Zwiebel schälen und klein schneiden. Das Gemüse im Wasser weich kochen.
Danach alles, auch das Wasser, in einen Mixer geben (geht auch mit dem Stabmixer). Knoblauchzehe schälen und in den Mixer pressen. Die restlichen Zutaten hinzufügen und auf höchster Stufe zu einer cremigen Masse pürieren.

Grünes Blattgemüse wie **Grünkohl** enthält Folsäure, die zur Produktion von Serotonin benötigt wird. Außerdem hilft Grünkohl mit seinen Nährstoffen und Enzymen der Leber bei der Entgiftung.

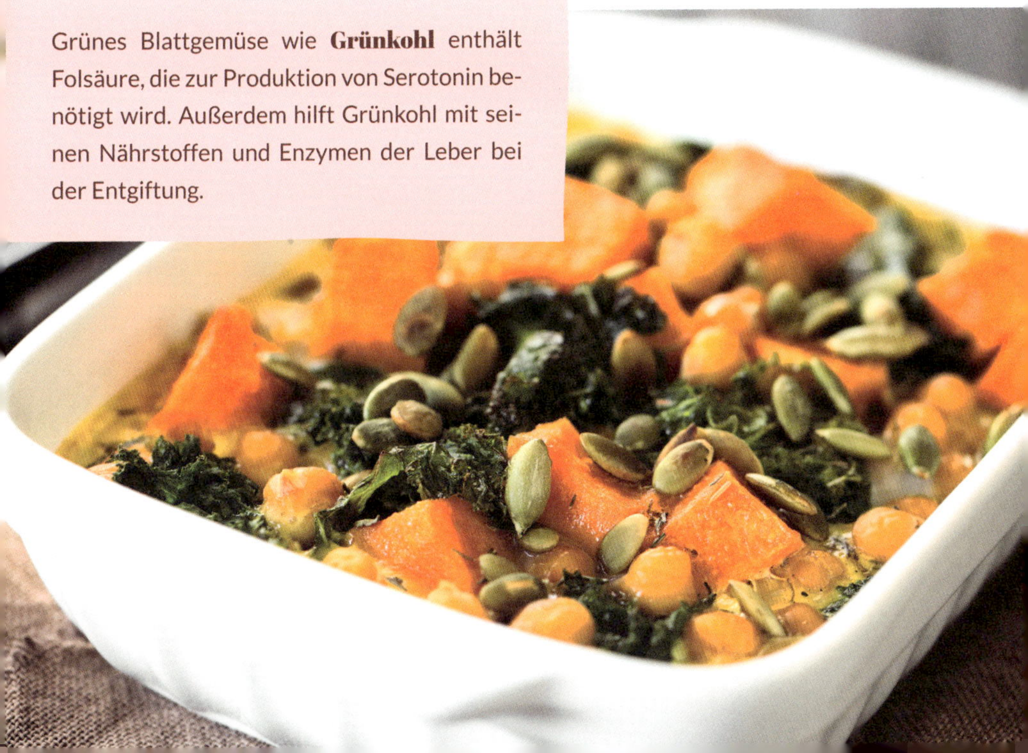

ABENDESSEN

Chinakohlsalat mit Pilzen

Für 2 Personen

Zutaten:

1 Chinakohl
1 Bund Frühlingszwiebeln
4 EL Kürbiskerne
2 EL Mandelblätter
4 EL Olivenöl
100 ml Gemüsebrühe
Etwas Essig und Zitronensaft
Etwas Salz und Pfeffer
½ EL Agavendicksaft
½ Bund Basilikum
100 g Champignons
50 g Steinpilze

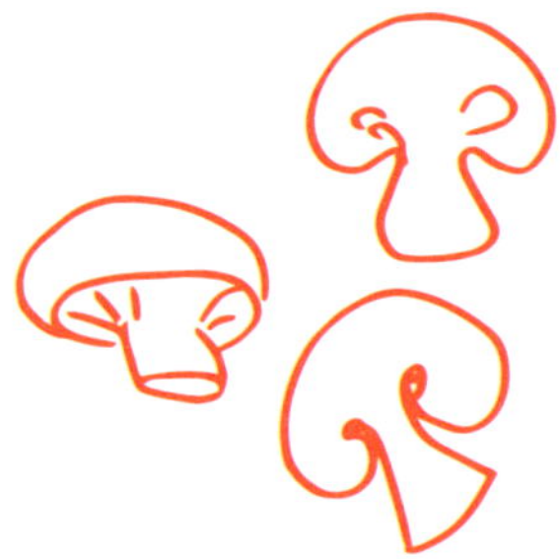

Zubereitung:

Chinakohl in Streifen schneiden und waschen. Frühlingszwiebeln klein schneiden und waschen.
Kürbiskerne und Mandelblätter in 1 EL Olivenöl anrösten.
Gemüsebrühe zum Kochen bringen und über den Chinakohl gießen. Er sollte nicht in der Brühe schwimmen, die Brühe ist nur zum leichten Blanchieren gedacht.
Essig, Zitronensaft, 2 EL Olivenöl, Salz, Pfeffer und Agavendicksaft untermischen. Mandelblätter und Kürbiskerne darauf verteilen und klein gezupftes Basilikum darübergeben.
Die Pilze mit einem Tuch oder einer Bürste abputzen, in Scheiben schneiden und in 1 EL Olivenöl kurz anbraten. Die noch warmen Pilze über den Chinakohl geben.

Champignons sind nicht nur köstlich, sondern auch ein sehr gesundes Lebensmittel. So enthalten sie zum Beispiel die Vitamine D, B_2, Biotin und Niacin sowie die Mineralstoffe Kalium, Eisen, Kupfer, Selen und Phosphor.

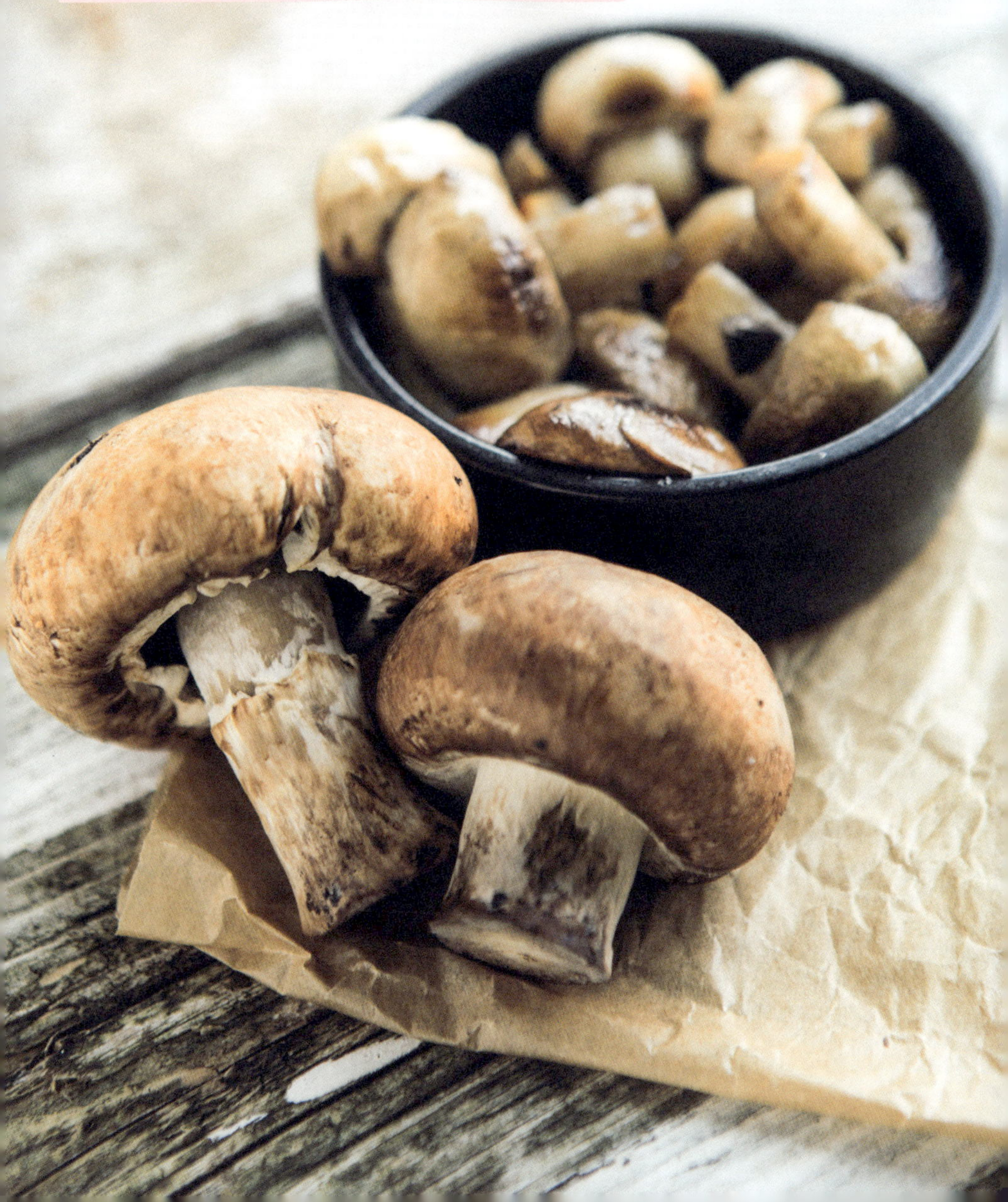

Wildlachs mit Wirsing und grünen Bohnen

Für 2 Personen

Zutaten:

200 ml Gemüsebrühe
2 Tassen grüne Bohnen
3 Karotten
Etwas Rapsöl
350 g Wirsing
1 TL Gemüsebrühepulver
1 EL Essig
1 EL Olivenöl
½ EL Agavendicksaft
½ EL Senf
2 EL Haferjoghurt
1 EL Hafersahne
½ Bund frischer Oregano
2 Stücke vom Wildlachs
1 Zweig frischer Thymian
1 Zweig frischer Rosmarin
Etwas Öl
Etwas Salz und Pfeffer

Zubereitung:

Gemüsebrühe in einem Topf zum Kochen bringen, gewaschene Bohnen dazugeben und für etwa 10 Minuten kochen lassen. Wenn die Bohnen bissfest sind, das restliche Wasser abgießen.
Karotten schälen, in sehr kleine Stücke schneiden und in etwas Rapsöl andünsten.
Wirsing waschen und klein schneiden. Wasser aufkochen und etwas Salz und Brühe dazugeben. Den Wirsing darin etwa 2 bis 5 Minuten blanchieren. Anschließend abgießen und mit kaltem Wasser abschrecken.
Essig, Olivenöl, Agavendicksaft, Senf, Haferjoghurt, Hafersahne, klein geschnittenen Oregano, Salz und Pfeffer vermischen. Wirsing, Bohnen und Karotten dazugeben.
Lachs leicht mit Salz, Pfeffer, Thymian und Rosmarin würzen und mit etwas Öl in der Pfanne von beiden Seiten anbraten.

Grüne Bohnen sind besonders hilfreich, wenn es um die Bildung von Serotonin geht.
Der **Wildlachs** hat durch seinen hohen Gehalt an Omega-3-Fettsäuren einen positiven Effekt auf unsere Stimmung.

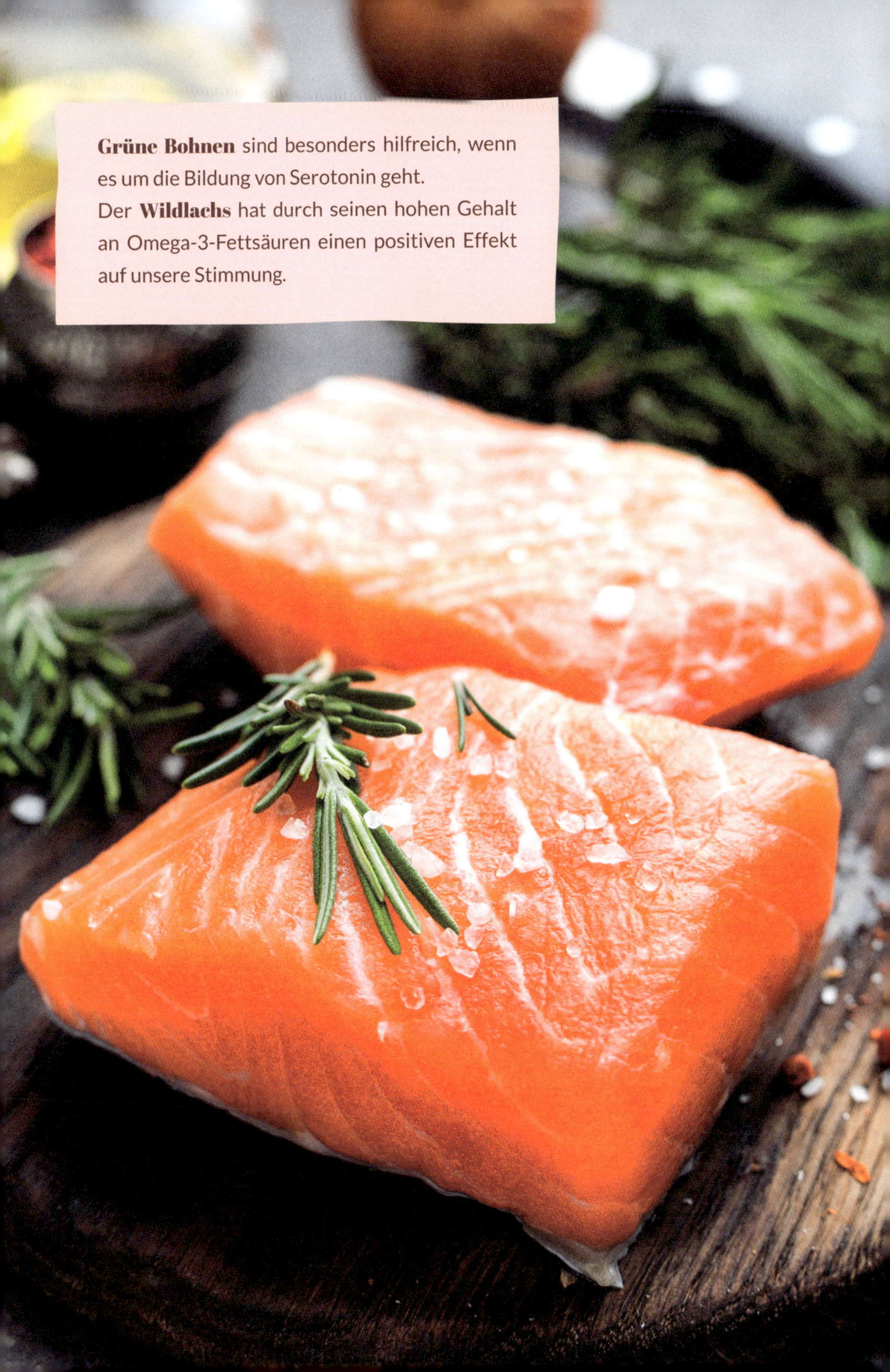

Heilbutt mit Süßkartoffeln und Fenchel

Für 2 Personen

Zutaten:

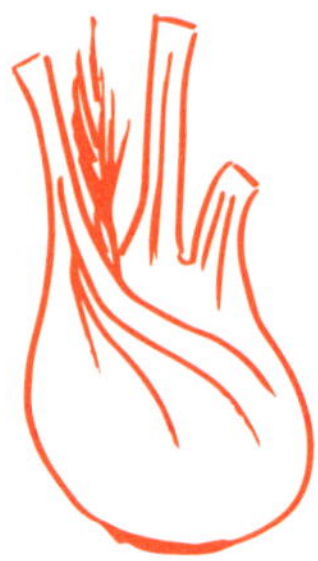

2 Süßkartoffeln
1 Fenchelknolle
Etwas Salz und Pfeffer
4 EL Olivenöl
2 Knoblauchzehen
1 Zweig frische Petersilie
1 EL Kokosöl
2 Stücke vom Heilbutt
100 g ungesalzene Pistazien
Etwas Salz und Pfeffer
50 g Paniermehl

Zubereitung:

Backofen auf 180 Grad Ober-/Unterhitze vorheizen.
Süßkartoffeln schälen und zusammen mit Fenchel in mittelgroße Stücke schneiden.
Das Gemüse auf ein mit Backpapier belegtes Blech legen, mit Salz und Pfeffer würzen, 2 EL Olivenöl darübergeben. Alles gut miteinander vermischen und auf mittlerer Schiene für etwa 15 Minuten in den Ofen geben. Darauf achten, dass die Stückchen nicht verbrennen.
Knoblauch schälen, klein schneiden und zusammen mit den Petersilieblättchen mit Kokosöl in einer Pfanne andünsten.
Heilbutt dazugeben und auf beiden Seiten leicht anbraten.
In einer kleinen Pfanne (ohne Fett) die Pistazien anrösten.
Die abgekühlten Pistazien mit 2 EL Olivenöl, Salz, Pfeffer und Paniermehl in den Mixer geben und alles zu einer sämigen Masse pürieren.
Etwa 5 Minuten bevor das Gemüse gar ist, die Pistazienmasse auf den Fisch verteilen und auf einem feuerfesten Teller oder in einer kleinen Auflaufform im Backofen mitbacken.

Fenchel ist hauptsächlich bekannt für seine verdauungsfördernde Wirkung. Aufgrund seiner krampflösenden Wirkung kommt er bei Menstruationsschmerzen zur Anwendung. Auch bei PMS soll Fenchel Abhilfe schaffen.

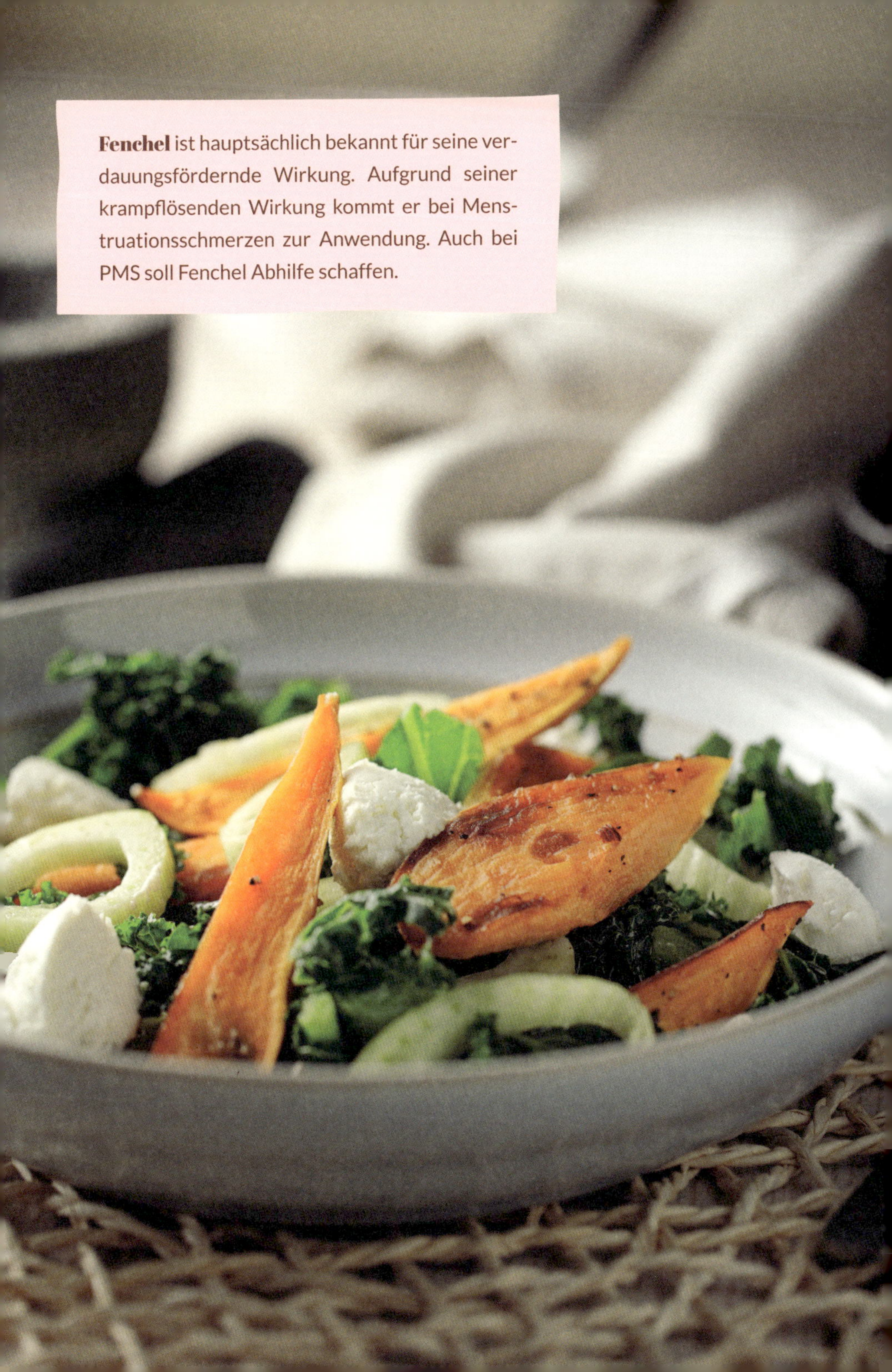

DRINKS

Kurkuma-Latte

Für 1 Person

Zutaten:

200 ml Hafermilch
1 TL Honig
1 Prise Kardamom
1 Prise Zimt
1 Prise schwarzer Pfeffer
1 TL Kokosöl
1 EL gemahlene Kurkuma
2 Scheiben frischer Ingwer

Zubereitung:

Hafermilch in einem Topf zum Kochen bringen, alle restlichen Zutaten hinzugeben und für eine Minute auf mittlerer Hitze köcheln lassen.
Die Kurkuma-Latte in eine Tasse geben und warm genießen.

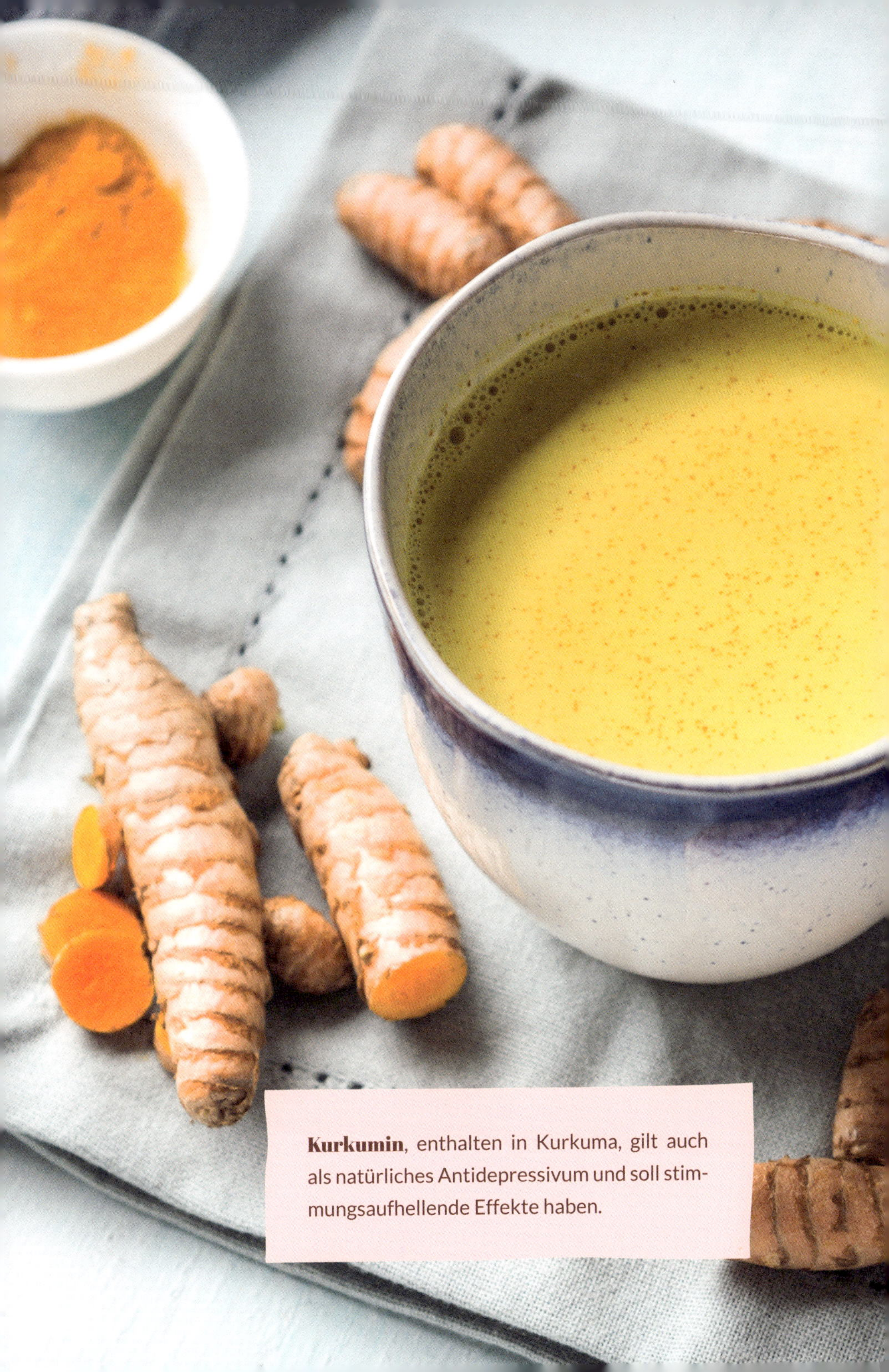

Kurkumin, enthalten in Kurkuma, gilt auch als natürliches Antidepressivum und soll stimmungsaufhellende Effekte haben.

Stimmungsmacher

Für 1 Person

Zutaten:

2 Stücke frischer Ingwer, etwa daumengroß
1 frische Zitrone
1 TL Honig
1 TL Gerstengrassaftpulver
150 ml Wasser

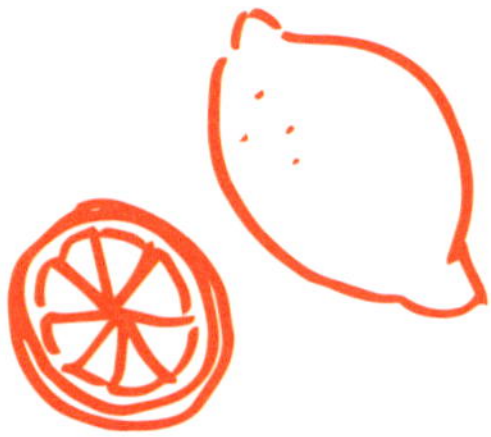

Zubereitung:

Ingwer schälen und in feine Scheiben schneiden. Zitrone auspressen.

Ingwer, Zitronensaft, Honig, Gerstengrassaftpulver und Wasser in einen Mixer geben und alles auf höchster Stufe mixen, bis der Ingwer zerkleinert ist.

Gerstengrassaftpulver hilft dem Körper bei der Ausschüttung des Glückshormons Dopamin und liefert dazu noch wertvolle Mineralstoffe, Vitamine und Antioxidantien.

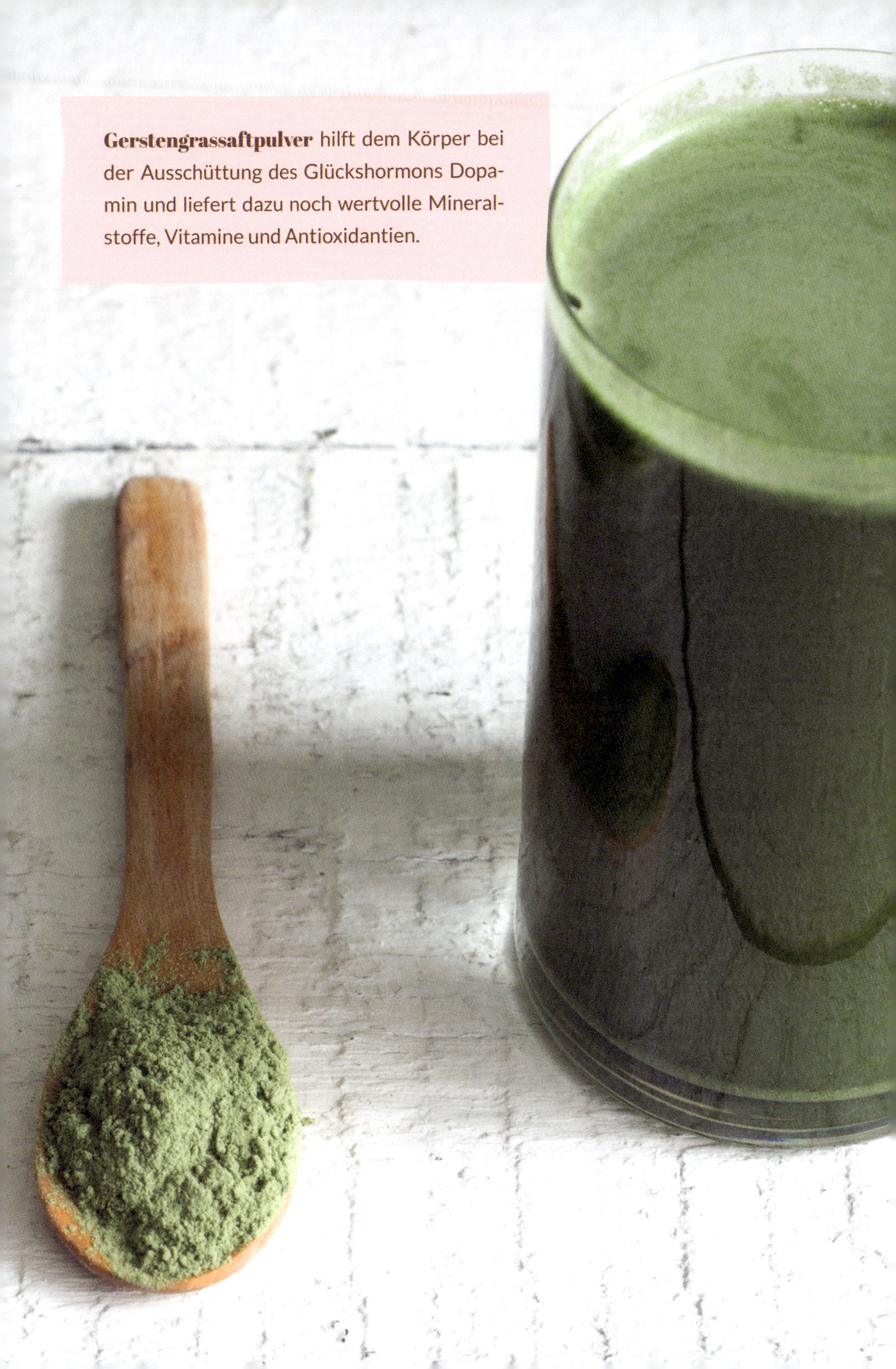

Bitter-Elixier

Für 1 Person

Zutaten:

150 ml Wasser

1 TL getrocknetes Tausendgüldenkraut

1 TL getrocknete Zitronenmelisse

1 frische Zitrone

1 TL Honig

Zubereitung:

Wasser aufkochen und Tausendgüldenkraut und Zitronenmelisse darin für 5 Minuten ziehen lassen. Zitrone auspressen. Honig und Zitronensaft mit dem Sud des Tausendgüldenkrauts und der Zitronenmelisse in ein Glas füllen und trinken.

Tausendgüldenkraut ist das perfekte Heilkraut, um den Körper und besonders die Leber mit Bitterstoffen auszustatten.

Dazu liefert die **Zitrone** wichtiges Vitamin C für unser Immunsystem, und die Zitronenmelisse bietet eine tolle Stärkung für das Nervensystem.

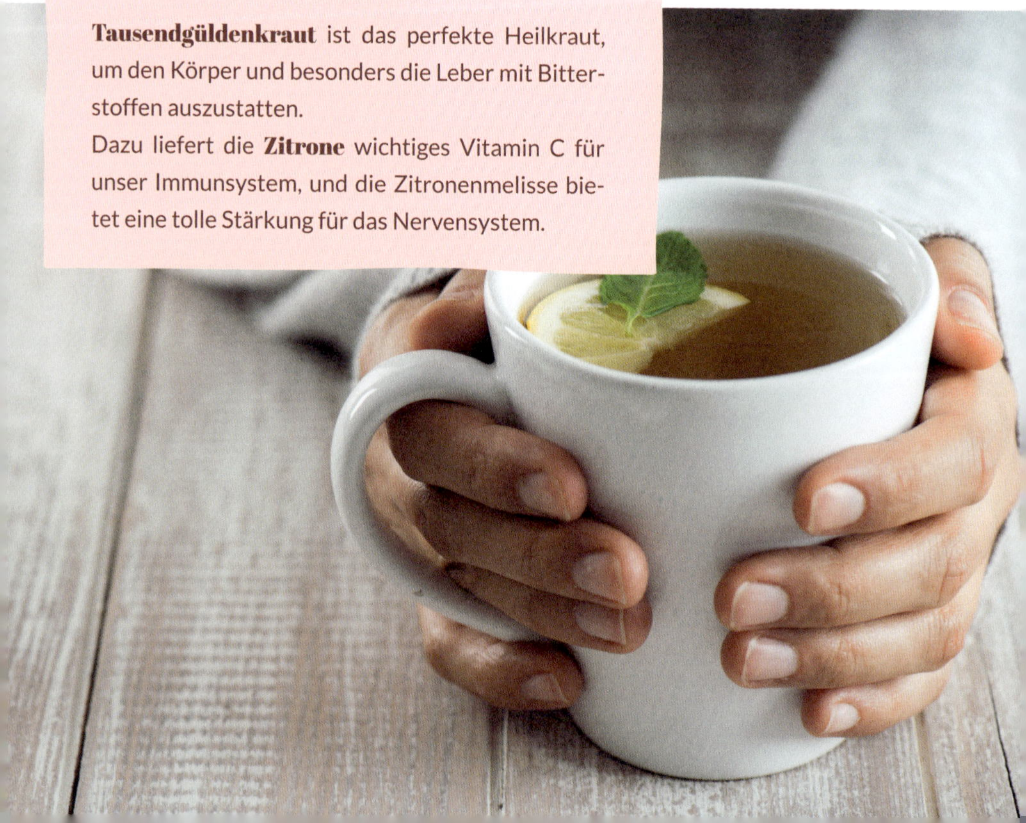

Man soll dem
LEIB
etwas
GUTES
bieten, damit die
SEELE
LUST
hat,
darin zu wohnen.

Winston Churchill (1874–1965)
Britischer Premierminister

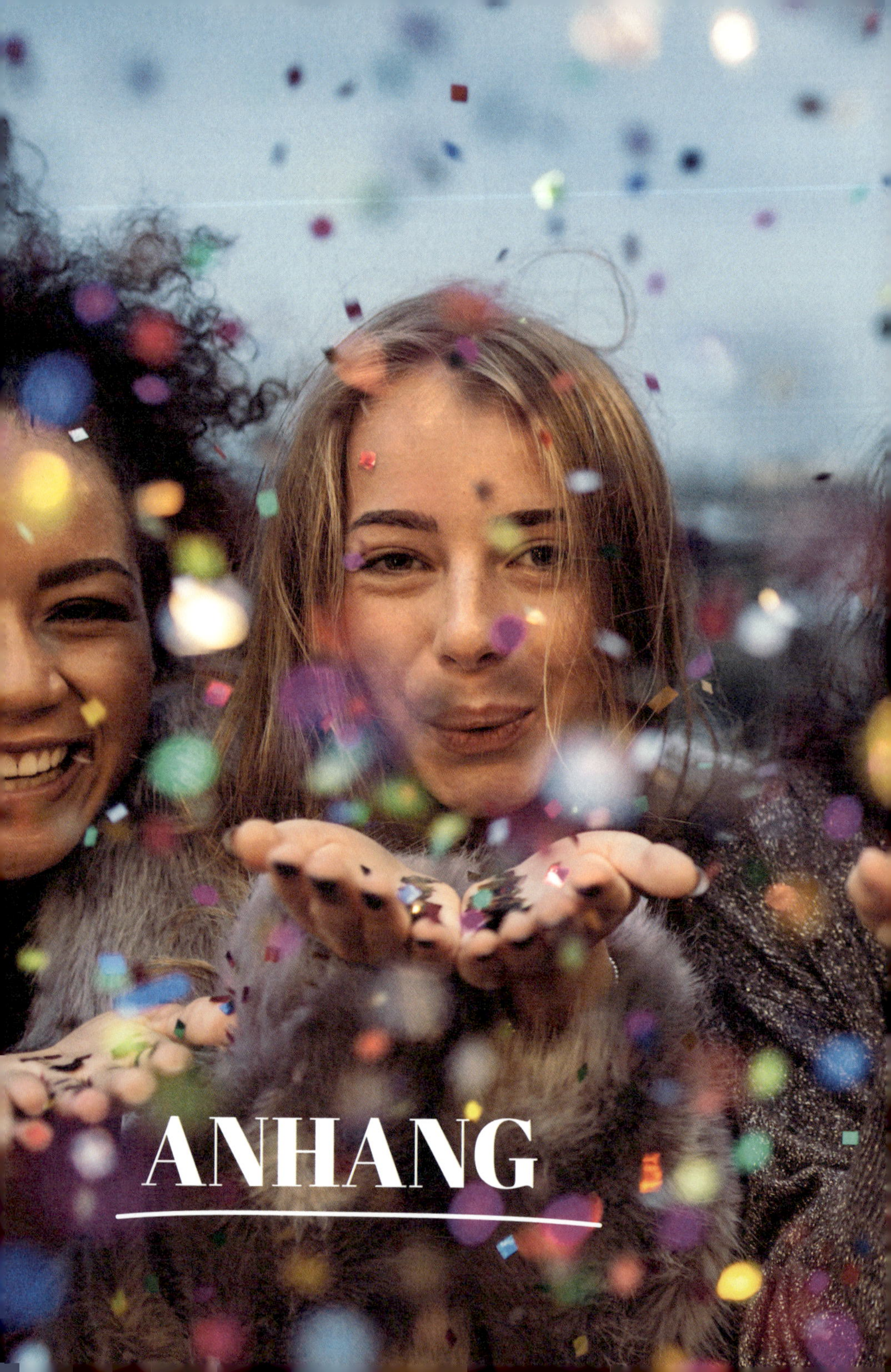

ANHANG

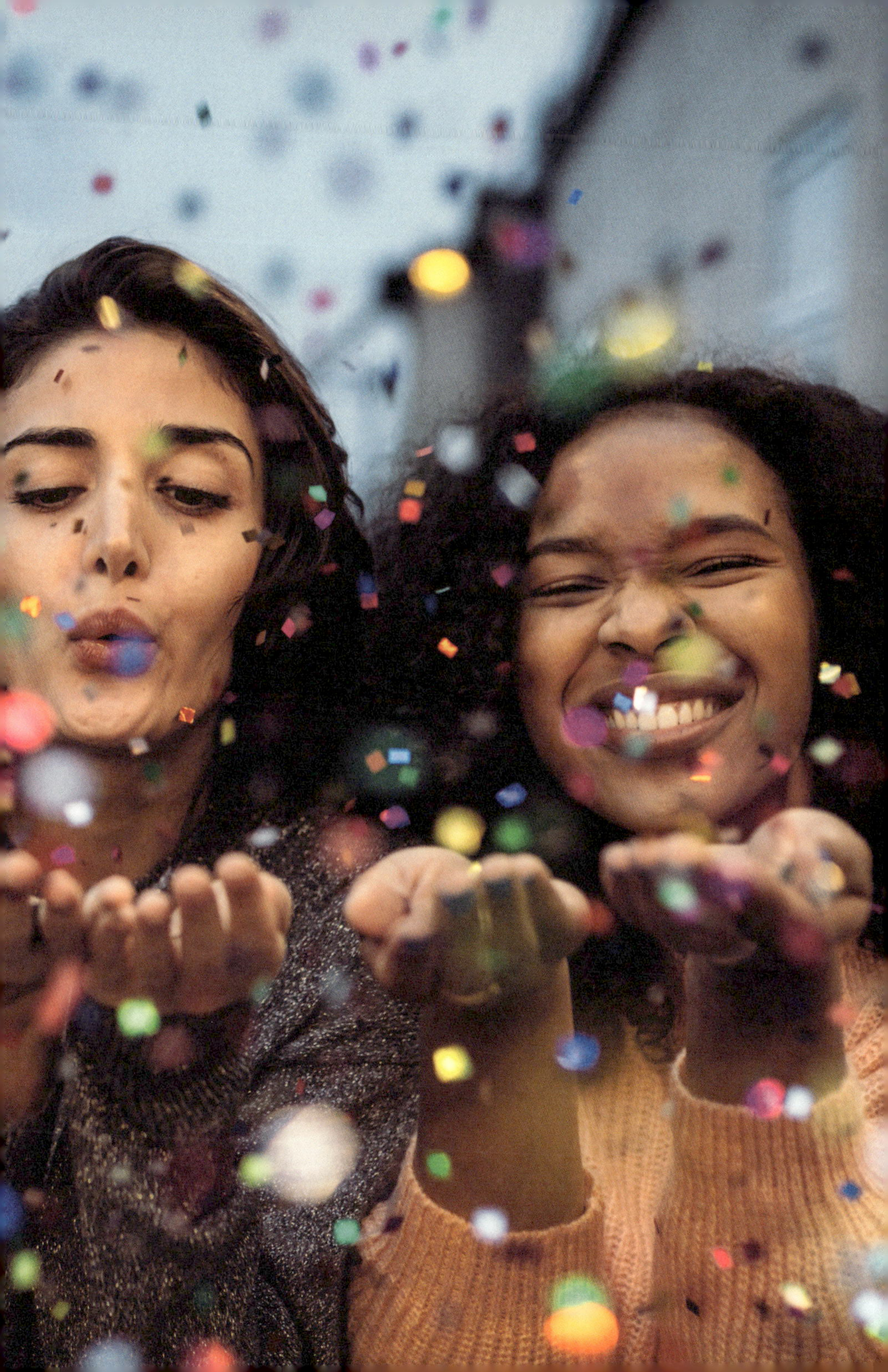

Die häufigsten Fragen

Da ich täglich Nachrichten von Frauen zum Thema Stimmungsschwankungen bekomme, möchte ich dir ihre Fragen und natürlich meine Antworten dazu nicht vorenthalten:

»Wie lange dauert es, bis sich meine Stimmung nach dem Absetzen der Pille wieder einspielt?«

Es gibt Frauen, die setzen die Pille ab und klagen nie über Stimmungsschwankungen. Das ist sehr individuell. Nach dem Absetzen der Pille kann es passieren, dass lang unterdrückte Dinge zum Vorschein kommen. Wir lösen uns ja schließlich von einem Medikament, das wir über Jahre täglich eingenommen haben. Deshalb kann es sein, dass im Körper erst mal etwas ausbricht, was sich von allein wieder innerhalb von sechs Monaten einpendelt. Es ist aber immer ratsam, seinen Körper nach dem Absetzen der Pille zu unterstützen, indem man die Ernährung anpasst, die Leber unterstützt und seine Nährstoffe durch ein Blutbild prüfen lässt.

»Muss ich für immer mit Stimmungsschwankungen leben?«

Absolut nicht. Stimmungsschwankungen sind lediglich ein Beschwerdebild, das uns zeigt, dass irgendetwas im Körper aus dem Gleichgewicht geraten ist. Nutze die Tipps in diesem Buch, um deine innere Balance wiederzufinden. Denk daran: Jede Beschwerde hat eine Ursache, und jede Ursache hat eine Lösung.

»Ich streite regelmäßig vor der Periode mit meinem Partner, was kann ich dagegen unternehmen?«

Erzähle deinem Partner davon, damit er deine Situation versteht. Männer empfinden nicht dieselben Stimmungsschwankungen wie wir Frauen. Das muss uns bewusst sein. Trotzdem können wir auch Verständnis von ihnen erwarten, allerdings nur, wenn sie die Situation auch durchblicken. Erkläre deinem Partner, was in dir vorgeht. Nur dann kann er lernen, mit dir umzugehen und dich zu unterstützen. Notiere dir in der ersten Zyklusphase, was du an deinem Partner besonders magst, und werde dir darüber auch innerhalb eines Stimmungstiefs bewusst. Oft müssen wir uns gerade die positiven Dinge im Leben oder an unserem Partner erneut sagen, damit wir sie wieder in unser Bewusstsein holen. Wenn ihr euch aber immer wieder streitet und du einfach nicht happy bist in der Beziehung, kann das ebenfalls ein Auslöser für emotionalen Stress sein. Auch dagegen sollte man langfristig etwas unternehmen.

»Ich zweifle plötzlich total an meinem Partner und auch an meinem Job, einfach an allem, ist das normal?«

Es ist normal, dass man an bestimmten Dingen zweifelt. Das kann auch ein Bauchgefühl sein, das dir etwas sagen oder dich zur Veränderung bringen möchte. Finde die Ursache für dich heraus: Sind es eventuell Zweifel, die immer wieder kurz vor der Periode auftreten, und sonst bist du sehr glücklich mit deinem Partner und dem Job? Dann reden wir von typischen Stimmungsschwankungen, und diese treten zwar häufig bei Frauen auf, aber sie sollten nicht dauerhaft akzeptiert werden.

»Wie kann es sein, dass ich mit der Pille keine Stimmungsschwankungen hatte und nach dem Absetzen extreme? Braucht mein Körper die Pille vielleicht einfach?«

Ich würde stark bezweifeln, dass der Körper ein synthetisches Mittel von Natur aus benötigt. Man hat ihn einfach im Lauf der Zeit daran gewöhnt. Aber eins ist klar: Die Pille ist nicht der richtige Weg zur ganzheitlichen Gesundheit mit einem gesunden Immunsystem, einem glücklichen Darm und einer gut funktionierenden Leber. Die Pille unterdrückt mit ihren Wirkstoffen Beschwerden häufig, und setzt man sie dann ab, kann es sein, dass die Schwankungen plötzlich auftreten.

»Mein Arzt verschreibt mir Antidepressiva, soll ich sie nehmen?«

Das musst du für dich entscheiden. Ich kann dir als Ratschlag geben, dass du erst mal für dich herausfinden musst, wann genau die Stimmungsschwankungen auftreten. Sind sie wirklich nur in der zweiten Zyklushälfte da? Verschaffe dir Klarheit. Dann gehst du zu deinem Arzt und fragst ihn ausdrücklich, ob Antidepressiva die Lösung für Stimmungsschwankungen sind, die nur wenige Tage innerhalb eines Zyklus auftreten.

Sieben Tipps für den Mann

Du hast einen Partner, und der wird regelmäßig wahnsinnig mit deinem Stimmungswechsel? Häufig sind dann Diskussionen vorprogrammiert. Eines müssen wir Frauen wissen, der Mann kennt das Gefühl von starken Stimmungsschwankungen nicht so ausgeprägt. Er weiß vielleicht, wie es ist, Stress zu haben, unter Druck zu stehen oder auch mal schlecht drauf zu sein. Aber diese enormen Zweifel und das einsame Gefühl kurz vor der Periode, das ist ihm fremd. Wie soll er dich also verstehen? Für Männer habe ich einen Mini-Ratgeber mit sieben Tipps geschrieben. Dabei geht es vor allen Dingen um die Aufklärung und sinnvolle Hilfestellungen, wie er am besten in dieser Phase mit dir umgehen kann. Ich wünsche mir für euch und besonders für dich, dass du dann eine weitaus entspanntere zweite Zyklushälfte mit der Unterstützung deines Partners haben wirst.

**Liebe Männer,
erst einmal ein großes Lob an euch, dass ihr überhaupt dazu bereit seid, diese sieben Tipps durchzulesen. Eines verspreche ich euch, danach werdet ihr besser verstehen, was genau in eurer Partnerin vorgeht. Nutzt diese Tipps für euch, damit es nicht alle vier Wochen in derselben Diskussion ausartet. Es ist sehr wichtig zu verstehen, was genau im weiblichen Körper kurz vor der Periode passiert. Das hilft euch dabei, auf eine andere Art und Weise mit der Situation umzugehen, und liefert euch beiden mehr entspannte Zeiten.**

1. Die Ovy Partner App

Die Ovy Partner App ist eine App für Android und IOS, die von dir als Partner ganz einfach genutzt werden kann, um den Zyklus deiner Freundin zu verstehen. Es geht dabei nicht um Kontrolle, es ist völlig klar, dass du als Mann den weiblichen Zyklus mit all seinen Schwankungen nicht nachvollziehen kannst. Du erlebst ihn ja nicht selbst. Für dich ist es teilweise sehr schwierig zu verstehen, warum deine Freundin plötzlich eine ganz andere Stimmungslage hat als noch gestern. Ein Blick auf die App und die aktuelle Zyklusphase kann einige Diskussionen ersparen. Die Ovy Partner App bietet auch noch eine kleine Erklärung für dich, damit du verstehst, was da gerade im Körper deiner Freundin vorgeht. Sieh es als Basis, du weißt ab sofort, wann die zweite Zyklusphase deiner Freundin startet, und bist im Fall der Fälle vorbereitet beziehungsweise kannst es nachvollziehen, wenn sich die Stimmung verändert oder du unerwartet Aufgaben und Vorwürfe an den Kopf geworfen bekommst. Die Ovy Partner App kann nur verwendet werden, wenn deine Freundin ihren Zyklus mit der normalen Ovy App trackt. Dazu kann ich euch nur raten, es hilft ihr selbst, auch einen besseren Überblick über ihren eigenen Zyklus zu bekommen.

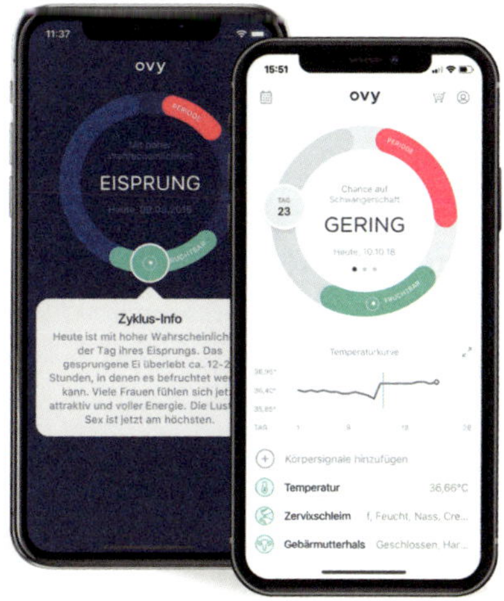

2. Es ist nicht nur Drama

Ein großer Fehler ist es, die Frau als »Hormonfreak« oder »hormongesteuert« zu bezeichnen. Sätze wie »Hast du mal wieder deine Tage?« oder auch »Ah, wieder die Hormone …« lösen keine besonders guten Gefühle in uns Frauen aus. Im Gegenteil, wir fühlen uns in dem Moment einfach nicht ernst genommen. Das sollten wir aber. Höre deiner Partnerin zu. Wie geht es ihr gerade? Und erinnere sie sanft daran, dass es eventuell daran liegen kann, dass ihre Periode bald eintritt.

Glaub mir, wenn jemand unter den Schwankungen leidet, dann ist es die Frau selbst. Es ist unfassbar schwierig, sich dabei selbst zu ertragen. Viele Frauen sind in dieser Phase sehr nah am Wasser gebaut, und das Weinen erleichtert zwar auf der einen Seite, aber es belastet auch. Wir würden viel lieber besser drauf sein, lachen, tanzen, das Leben positiv sehen, aber es ist in bestimmten Phasen einfach nicht möglich.

Wir sprechen hier nicht nur von schlechter Laune, sondern es ist eine Reaktion des Körpers, dass etwas nicht stimmt, dass er der aktuellen Situation gerade nicht standhalten kann. Bitte entschuldige, wenn wir das manchmal an euch Männern auslassen, das meinen wir nicht so. Aber wir können manchmal nicht anders. Alles, was wir jetzt brauchen, ist einen verständnisvollen und liebenswerten Partner.

3. Den weiblichen Zyklus verstehen

Was passiert da eigentlich genau in der zweiten Zyklushälfte, und wieso hat deine Freundin solche Schwankungen in ihrer Stimmung? Ich versuche, dir dieses Buch kurz und knackig in ein paar wenigen Sätzen zusammenzufassen (du kannst es natürlich auch liebend gern durchlesen).

Kurz nach dem Eisprung wird das Östrogen im Körper reduziert, und das Hormon Progesteron dominiert. Dieser Wechsel kann vielen Frauen Beschwerden bereiten, so hat es auch Einfluss auf die Stimmung. Doch die direkte Ausschüttung der Hormone ist nicht die Ursache, sondern eher, *wie* der Körper deiner Freundin mit den Hormonen umgeht. Und dazu benötigt der Körper die volle Power von verschiedenen Prozessen, Vitalstoffen und auch Organen. Nur wenn alles gemeinsam funktioniert, kann der Körper die Hormonmenge richtig verarbeiten. Schafft er das nicht, entsteht eine Lücke, irgendwo knallt es dann.

Stell dir vor, du hast Stress auf der Arbeit, ein wichtiges Projekt steht an, und dein Chef möchte, dass du innerhalb weniger Tage etwas für ihn ausarbeitest. Du tust und machst also, Hauptsache, du schaffst es, die Unterlagen rechtzeitig deinem Chef zu liefern. Dabei hast du doch noch ganz andere Aufgaben, sozusagen dein Daily Business. Das bleibt aber leider liegen, weil du es zeitlich einfach nicht hinbekommst, die Kapazitäten reichen nicht aus. Es bleibt also etwas auf der Strecke. Ein anderer Kollege benötigt diese auf der Strecke gebliebene Arbeit aber von dir, um seine eigene Arbeit zu Ende zu bringen. Was passiert? Ein absolutes Chaos. Und jetzt soll mal einer noch von dir verlangen, dass du bei dem ganzen Stress und Druck immer schön gut gelaunt bist. Genauso geht es deiner Freundin in der zweiten Zyklusphase, es wird alles einfach zu viel für den Körper und die Psyche, da kann schon mal die gute Laune leiden. Nimm ihr das nicht übel!

4. Etwas Gutes tun

Natürlich geht es hier nicht darum, dass du deine volle Zeit aufopferst und alles tust und machst, was deine Freundin möchte. Aber eine gute Beziehung basiert auf Geben und Nehmen. Gerade in der zweiten Zyklusphase und auch während der Periode, durchlebt frau ziemlich viel. Es wird mehr Energie benötigt, und es werden mehr Vitalstoffe verbraucht. Deine Partnerin sollte also gerade in dieser Phase besonders auf ihren Körper achten. Wenn du sie dabei unterstützen möchtest, dann tue ihr etwas Gutes. Was mag sie gern? Einen Abendspaziergang, einen Besuch in der Sauna oder einen von dir gemixten grünen Smoothie? Egal für was du dich entscheidest, deine Freundin wird es lieben, und ihr Körper profitiert davon.

5. Massage mit ätherischen Ölen

Eine entspannte Massage mit ätherischem Öl kann deiner Freundin helfen, ihrem Körper mehr Ruhe zu gönnen. Und vielleicht gibt es danach noch eine kleine Kuscheleinheit, dadurch wird Oxytocin ausgeschüttet und hilft nicht nur deiner Freundin bei der Regulierung der Stress- und Sexualhormone, sondern auch dir. Sozusagen eine Win-win-Situation.

6. MoodBoard

In diesem Buch gibt es ein Kapitel, in dem deine Freundin ein MoodBoard gestalten kann. So kann sie sich Ziele setzen und sich bewusst darüber werden, was sie als Nächstes umsetzen möchte. Dieser Tipp handelt lediglich davon, sie liebevoll an das MoodBoard zu erinnern. Wenn du auf dem Weg von der Arbeit nach Hause an einem Drogeriemarkt vorbeikommst, dann kannst du ihr ja noch ein Plakat, Klebstoff und ein paar Zeitschriften mitbringen. Das motiviert sie sicher, das MoodBoard zu starten.

7. Der Joker: Time-out wie im Football

Im Football kann man ein Time-out setzen, wenn sich das Team innerhalb eines Spiels nochmals kurz beraten muss, um eventuell die Strategie anzupassen. Diese Time-out-Karte kannst du auch in deiner Beziehung beziehungsweise in einem Streitmoment nutzen, wenn es mal wieder so weit ist und deine Freundin traurig ist, sie sich einsam fühlt und dich eventuell sogar dafür verantwortlich macht. Nimm ihr das nicht übel. Ziehe die Time-out-Karte, und versucht gemeinsam, euch nochmals bewusst zu machen, was da gerade aus ihr spricht. Sind es wirklich gravierende und echte Probleme? Oder sind es Dinge, die man auch einfach miteinander besprechen und aus der Welt schaffen kann?

Ich möchte darauf hinweisen, dass die Stimmungsschwankungen vor der Periode nur wenige Tage andauern, es gibt in der Regel also mehr gut gelaunte und positive Tage als negative. Fokussiert euch auf die positiven, damit sich das Gehirn darauf einstellen kann und den negativen weniger Raum gibt. Vielleicht ist es für dich als Mann ebenfalls spannend zu wissen, dass sich die Gehirnstruktur von Frauen, die für die Emotionen zuständig ist, innerhalb der zweiten Zyklushälfte aufgrund der Hormone verändert.

Am Ende noch ein kleiner und gut gemeinter Tipp, streiche folgende Sätze aus deinem Wortschatz. Oder denke sie dir einfach, aber sprich sie nicht aus:

»AH, DIE HORMONE WIEDER!«
»ES IST ALSO WIEDER DIESE ZEIT IM ZYKLUS?«
»HAST DU ETWA WIEDER DEINE TAGE?«
»SEI NICHT SO ZICKIG!«
»JA, DU HAST NATÜRLICH RECHT,
DU HAST JA GERADE DEINE PERIODE.«

Starke Worte

Jede Frau hat das Wissen und die Erfahrung verdient, ihren eigenen Körper kennenzulernen und ihre Weiblichkeit zu leben. Genau das habe ich mir zu meiner Mission gemacht. Lasst uns als Frauen das großartige Geschenk der Weiblichkeit in seinen vollen Zügen ausnutzen und leben.

Der Schlüssel zur Gesundheit steckt in jedem von uns, egal ob mit Stimmungsschwankungen, unreiner Haut oder Haarausfall. All das sind nur Zeichen und Signale unseres Körper. Diese Kommunikation ist wundervoll, auch wenn sie uns manchmal lästig vorkommt. Schaffen wir es, all diese Signale zu deuten, können wir unser Gleichgewicht von innen stärken und in Gesundheit leben.

Wer es schafft, mit seinem Zyklus im Einklang zu sein, wird so viel Positives erleben. Du hast es in der Hand, du kannst dein Leben und deine Gesundheit beeinflussen – durch deine Ernährung, deine Gedanken und deine Taten und vor allen Dingen auch durch die Menschen, mit denen du dich umgibst.

Eines möchte ich zum Schluss noch sagen: Wir Frauen brauchen Frauen. Es ist so wichtig, dass wir Frauen uns gegenseitig stützen und austauschen. Keiner kann uns so gut verstehen wie sie. Das Wissen über den weiblichen Zyklus ist etwas, was wir von Generation zu Generation stärken und festigen müssen.

Nach all den Jahren,
in denen ich als Frau hörte,

ich sei nicht dünn genug,
nicht schön genug,
nicht klug genug,
ich hätte von diesem und
jenem nicht genug,

wachte ich eines Morgens auf
und dachte:

ICH BIN GENUG.

Anna Quindlen
US-amerikanische Journalistin und Bestsellerautorin

Danksagung

Ein persönliches Dankeschön geht an meinen Vater, der mir den Grundbaustein für meine Berufung gelegt und es mir ermöglicht hat, meinen Traum zu leben. An meine Mutter, die in jeder Lebenslage für mich da ist und mir gezeigt hat, welche Stärke wir Frauen in uns tragen. Und an meinen Freund, der jeden Tag an meiner Seite steht, jede Phase mit mir durchlebt und mich unterstützt. Danke!

Ein großes Dankeschön geht an Herrn Klaus Bernhardt. Viele Menschen werden täglich geprägt und begleitet von Ängsten. Mit seiner Arbeit bietet er eine wundervolle Methode an, um sich von Ängsten zu lösen und ein freies und selbstbestimmtes Leben zu führen. Danke für diese wundervolle Arbeit.

Für die hervorragende Zusammenarbeit mit meiner Lektorin Diana Napolitano möchte ich mich besonders bedanken. Sie schaffte es immer wieder, meine Gedanken und Sätze in eine klare Linie zu bringen. Mein Dank geht an sie und das ganze Komplett-Media-Team. Ohne euch wäre das Buch nicht so wundervoll, wie es ist. Danke!

Über die Autorin

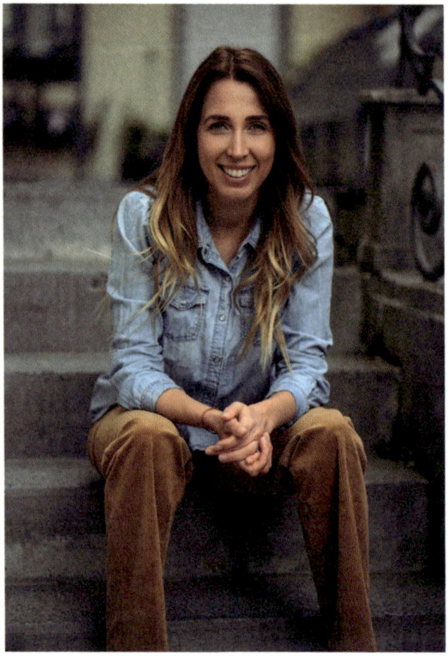

Sina Oberle ist Gesundheits- und Hormoncoach und hat ihren Fokus auf die ganzheitliche Frauengesundheit gelegt. Mit ihren Büchern »Hautklar« und »Zykluscode« möchte sie Frauen dabei helfen, ihren weiblichen Körper kennenzulernen und ihren natürlichen Zyklus zu leben. Ihre Mission ist es, Frauen wieder zurück zu ihrem Urvertrauen zu bringen und sich nicht von hormonellen Beschwerden leiten und dominieren zu lassen.

Nach zwölf Jahren Einnahme der Antibabypille hat sie an ihrem eigenen Körper erfahren, wie es sich anfühlt, wenn die Hormone aus dem Gleichgewicht laufen und sich der Körper mit Beschwerden wie unreiner Haut, Stimmungsschwankungen und dem Ausbleiben der Periode wehrt. Heute sagt sie, dass diese Beschwerden ihre besten Lehrer für ein selbstbestimmtes und ganzheitlich gesundes Leben waren.

Webseite: sinaoberle.de
Instagram: @sina.felica
Podcast: Frauensache
Webseite: www.generation-pille.com, Podcast: »GenerationPille«

Buchempfehlungen

Bernhardt, Klaus (2017): Panikattacken und Angststörungen loswerden. Wie die Hirnforschung hilft, Angst und Panik für immer zu besiegen. Ariston Verlag

Dalton, Katharina Dr. (2000): The PMS Bible. The guide to understanding and treating PMS. Ebury Publishing

DeLuca, Robyn Stein (2017): The Hormone Myth. How junk science, gender politics and lies about PMS keep women down. New Harbinger Publications

Gray, Miranda (2016): Roter Mond. Von der Kraft des weiblichen Zyklus. Stadelmann Verlag

Hendrickson-Jack, Lisa (2019): The fifth vital sign. Master your cycles and optimize your fertility. Fertility Friday Publishing

McKay, Sarah Dr. (2018): Demystifying the female brain. A neuroscientist explores health, hormones and happiness. Orion Spring

McKay, Sarah Dr. (2019): The women's brain book. The neuroscience of health, hormones and happiness. Hachette Australia

Pruimboom, Leo/Reheis, Daniel/Rinderer, Martin (2014): Das Wirk+Kochbuch. Wirkung durch artgerechte Ernährung. Bucher Verlag

Vitti, Alisa (2014): Woman Code. Perfect your cycle, amplify your fertility, supercharge your sex drive and become a power source. HarperOne

William, Anthony (2016): Medial Medizin. Der wahre Ursprung von Krankheit und Heilung. Arkana

ANMERKUNGEN

1. https://stimmungsschwankungen.de/
2. https://gedankenwelt.de/
3. Rohde, A./Hocke, A./Dorn, A. (2017): Psychosomatik in der Gynäkologie. Kompaktes Wissen – Konkretes Handeln. Schattauer
4. https://www.tk.de/techniker/gesundheit-und-medizin/behandlungen-und-medizin/gynaekologische-und-urologische-erkrankungen/was-versteht-man-unter-dem-praemenstruellen-syndrom-pms-2017314
5. https://www.mpg.de/10780394/frauen-hippocampus
6. Umfrage bei knapp 100 Frauen im Alter zwischen 20 und 30 Jahren, über GenerationPille Community
7. Östrogen ist ein allgemein gehaltener Begriff. Dahinter verstecken sich verschiedene Östrogentypen: Estradiol, Estron, Estriol, Estetrol und andere. Das Östradiol ist hauptverantwortlich für unseren weiblichen Zyklus.
8. https://www.ncbi.nlm.nih.gov/books/NBK279264/
9. Oxytocin und Stimmung: https://www.ncbi.nlm.nih.gov/pubmed/11390754
10. Facchinetti, F. et al. (1983): Ostradiol/Progesterone imbalance and the premenstrual syndrome. Lancet, vol 2, p. 1302
11. Hammerback, S. et al. (1989): Relationship between symptom, severity and hormone changes in women with pre-menstrual syndrome. Journal if Clinical Endocrinology and Metabolism, vol 68, pp. 125–30
12. Smith, R. N.et al. (1995): A randomised comparison over 8 months of 100mcg and 200 mcg twice weekly does of transdermal oestradiol in the treatment of severe pre-menstrual syndrome. British Journal of Obstetrics and Gynaecology, vol 102, pp. 475–84
13. Magos, A. L. et al. (1986): Treatment of the pre-menstrual syndrome by subcutaneous ostradiol implants and cycle oral noresthisterone: placebo controlled study. British Medical Journal, vol 292, pp. 1629–33
14. Clare, A. (1985): Pre-menstrual syndrome: single or multiple cause? Canadian Journal of Psychatrie, vol 30, pp. 474–82
15. Abraham, G. E. (1987): Role of nutrition in managing the pre-menstrual tension syndrome. Journal of reproductive Medicine, vol 32, no 6, pp. 405–22
16. Schmidt P. J. et al. (1993): Thyroid function in women with pre-menstrual syndrome. The Journal of clinical Endocrinology and Metabolism, vol 76, pp. 671–4
17. Eriksson, E. et al. (1992): Serum levels of androgens are higher in women with pre-menstrual irritability and dysphoria than in controls. Psychoneuroimmunology, vol 17, no 2–3, pp. 195–204

18. Gallant, M. P. et al. (1987): Pyridoxine and magnesium status in women with pre-menstrual syndrome. Nutrition Research, vol 7, pp. 243–52
19. https://www.baby-und-familie.de/Gesundheit/Warum-die-Pille-Depressionen-foerdern-kann-528183.html
20. https://www.ncbi.nlm.nih.gov/pubmed/27680324
21. https://archpsyc.jamanetwork.com/article.aspx?articleid=2552796
22. Schmidt, P. J. et al. (1998): Differential behaviour effects of gonadal steroids in women with and without pre-menstrual syndrome. New England Journal of Medeicine, vol 338, no 4, pp. 209–16
23. https://www.cbs.mpg.de/Gehirn-im-Gleichklang-der-Hormone
24. https://www.frontiersin.org/articles/10.3389/fnins.2015.00037/full
25. https://www.welt.de/wissenschaft/article1270279/Ohne-Pille-verdienen-Stripperinnen-mehr.html
26. Zitate von Frauen aus der GenerationPille-Community
27. https://www.sciencedaily.com/releases/2014/06/140623092011.htm
28. Mani, S./Portillo, W. (2011): Activation of Progestin Receptors in Female Reproductive Behavior: Interactions with Neurotransmitters
29. https://www.ncbi.nlm.nih.gov/pubmed/27135720
30. https://www.swr3.de/cmwebapp/util/redir.jsp?url=https%3A%2F%2Fajp.psychiatryonline.org%2Fdoi%2F10.1176%2Fappi.ajp.2018.17111194
31. https://www.sportpsychologie-muc.de/2014/08/28/warum-sport-gute-laune-macht/
32. http://www.bu.edu/articles/2010/your-brain-on-yoga-calmer-more-content
33. https://www.medizin.uni-tuebingen.de/de/das-klinikum/pressemeldungen/153
34. https://www.ugb.de/serotonin/serotonin-schokolade-fischoel-kohlenhydrate/
35. https://ebmh.bmj.com/content/12/3/78.full
36. Wyatt, K. M. et al. (1999): Efficacy of vitamin B-6 in the treatment of premenstrual syndrome: systematic review. Br. Med. J. 318, 1375–81

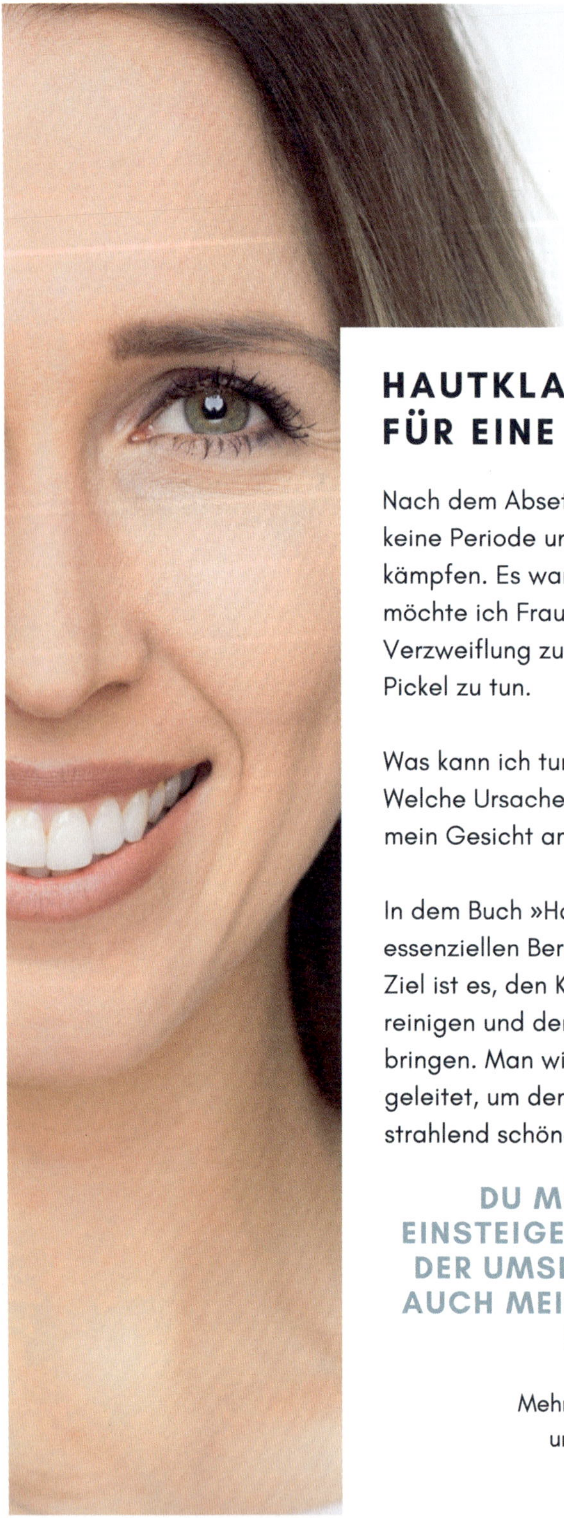

SINA OBERLE

Hautklar

HAUTKLAR – FÜR EINE REINE HAUT

Nach dem Absetzen der Pille hatte ich über ein Jahr keine Periode und mit einem schrecklichen Hautbild zu kämpfen. Es war zum Verzweifeln! Mit diesem Buch, möchte ich Frauen helfen, nicht in dieselbe Verzweiflung zu rutschen, sondern aktiv etwas gegen Pickel zu tun.

Was kann ich tun, um eine reine Haut zu bekommen? Welche Ursachen stecken dahinter? Wie reinige ich mein Gesicht am besten?

In dem Buch »Hautklar« zeige ich, wie man mit drei essenziellen Bereichen eine reine Haut bekommt. Das Ziel ist es, den Körper von den Schadstoffen der Pille reinigen und den Hormonhaushalt wieder in Einklang zu bringen. Man wird Schritt für Schritt durch drei Stufen geleitet, um dem Körper auf natürliche Weise zu einer strahlend schönen Haut zu verhelfen.

DU MÖCHTEST GERN TIEFER EINSTEIGEN UND BRAUCHST HILFE BEI DER UMSETZUNG? DANN SCHAU DIR AUCH MEINEN ONLINE-KURS ZU EINER REINEN HAUT AN.

Mehr Informationen dazu findest du unter www.hautklar-online.de

Deine Sina